生命予後が
劇的に改善する

セルフ透析

櫻堂 渉
SAKURADO
WATARU

SELF-CARE DIALYSIS

幻冬舎 MC

生命予後が劇的に改善するセルフ透析

はじめに

「透析をしているのに、いつも体調が優れない」
「食事や水分の制限がつらい」
「透析中はただベッドに寝ているしかなく、その長い時間が苦痛」

人工透析患者の多くは、こうした体調不良や生活上の不都合を抱えながら施設に通い続けなくてはいけません。透析にかかる標準的な時間は1回4時間、週3回にものぼり、年換算すると合計時間は600時間にもなります。限りある人生の時間が透析によって無駄になっている、と感じている患者は少なくないはずです。

さらに、こうしたつらさに耐えても、透析患者の生命予後は60代男性で約8年との報告もあります（日本透析医学会「わが国の慢性透析療法の現況　2004年末調査項目に関する予後解析」より）。医療の進歩によりこの時間は延びてきているとはいえ、透析の必要がない健常な人の平均寿命が約80歳ということと比較すると、良好とはとてもいえません。

しかし、「透析とはこういうもの。がまんしなければ」「これなしでは生きられないのだから、仕方がない」など、なんとかならないのかと不満をもちながらも、渋々と受け入れている人がほとんどであるのもまた事実です。

こうした「諦め」や「不満」をそのままにせず、患者の苦痛を取り除き、生命予後が改善する透析方法はないのでしょうか。

私は透析医療分野を専門とする経営コンサルタントです。1995年に独立して以来、200以上に及ぶ透析施設の課題解決に当たってきました。

また、全国腎臓病協議会（全腎協）や日本透析医学会といった専門機関のアドバイザリーにも従事し、15年以上にわたって患者側と医療側の双方と対話を続けてきました。

その経験のなかで、透析医療を深く知れば知るほど、今、わが国でスタンダードとされている透析のやり方では、患者の苦痛を取り除くことには限界があり、予後の大きな改善も見込めないことを確信しました。

そこで、志を同じくする医療関係者と連携し、いくたびもの協議、交渉、試行錯誤を重ね、紆余曲折ののち、これらの問題を解決に導く新しい透析スタイル「セルフ透析」の開発に至りました。

この「セルフ透析」は、施設に設置した機械やＩｏＴを使って、透析行為を自分で行うというもので、「患者の自主性を重んじ、個々人に合わせた必要十分な透析を行うことで、高い健康結果を目指す」という考え方に基づいて組み立てられています。

例えば「今日は時間があるから透析時間を長く」「体調が思わしくないので透析速度をゆっくりに設定しよう」など、医師の管理のもと、自分に合わせた透析を自分で組み立てることができ、従来の透析よりも無理なく良好な健康状態を維持できる可能性が高まります。

セルフ透析を行った患者からは「透析中も透析後も調子が良い。身体がうんと軽くなった」「食事や水分制限が緩和され、がまんが減って毎日が楽」「合併症予防のための服薬量がぐんと減った」と体調改善を実感する声はもちろん、「生活が圧倒的に自由になった」「自分のための時間ができた」「活力が湧いてやりたいことに全力投球できるようになった」といううれしい意見も続々と届いています。

また「セルフ」、といっても覚えることは少なく、難しくありません。機械操作や穿刺《せんし》などの行為に自信のない人でも大丈夫です。実際、2年前からこの透析治療をスタートして、日々快適に人生を楽しんでいる透析歴10年以上の70代の女性もいます。

本書では、現在の透析医療の状況と問題点を振り返りつつ、セルフ透析という新しいスタイルを開発するに至った経緯と、セルフ透析とは何か、どんなメリットがあるのかを科学的根拠もふまえながら明らかにしていきます。実際にこのやり方で透析を受けている患者の生の声も紹介しています。

この本が、一人でも多くの透析患者や家族にとって希望の灯となり勇気を与えられたとしたら、この上ない喜びです。

目次

第1章 「週3回×1回4時間」は〝最低限〟日本で当たり前の透析治療が患者の健康寿命を脅かす

第2章
つらい食事制限からの解放、合併症リスクの軽減　QOLが高まる透析治療とは

第3章

自ら透析行為ができれば、効率的に透析時間を確保できる自由と健康を手にする新たな治療スタイル「セルフ透析」

第4章 通院自由、チェア型透析、アプリによる透析効率のチェック……「セルフ透析」をサポートする施設透析

第5章 「セルフ透析」で健康を手に入れ、人生を長くアクティブに

第1章

「週3回×1回4時間」は〝最低限〟
日本で当たり前の透析治療が
患者の健康寿命を脅かす

◇疲弊してクリニックから出ていく患者たち

「どうして皆、こんなに疲れた顔をしているのだろう……」

私が初めて、透析クリニックを見学させてもらった日に、思わず口をついて出た感想がこれでした。

今から約25年前のことです。当時私は外資系の医薬品・医療機器会社に在籍しており、同社で立ち上げた腹膜透析の世界的普及を目的とするプロジェクトメンバーの1人として透析機関のコンサルテーションを担当していました。腹膜透析は血液透析に比べ患者数は少ないものの、主要な腎代替療法の一つとして認知されています。しかし当時はまだ知名度が低く、医療機関側も採算性が不透明であるといった理由から、導入には及び腰のところが大半でした。そこで、私が全国各地の透析施設を訪れ、腹膜透析を導入することで患者のQOL（生活の質）向上と病院経営上にもメリットがあることを伝えて回っていたのです。このプロジェクトを通じて、8年間で200に及ぶ施設を訪問してきたのですが、その「最初の一歩」で私は大きな違和感をもつことになりました。

なぜ、患者は透析が終わるとこんなに具合が悪そうにしているのだろう。

そもそも医療機関は、何かしら具合の悪い人が行くところですから、治療や診察後、すぐさま元気になり、ピンピンして出てくる人もいないとは思いますが、透析クリニックで見た透析患者は、来院前のほうが、明らかに調子が良さそうでした。透析機関で見かけた多くの患者が、更衣室でパジャマに着替え、無機質な白い、薬品の匂いが漂う透析室に入った途端、肩を落とし元気がなくなる。そしてベッドに横たわり不機嫌そうに透析を始め、数時間後にはぼーっとして、よろよろとあたりに手をついたりしながら病院をあとにするのです。なかには、「ちょっと休ませて」と言うなり、受付のソファにごろんと横たわってしまった人もいました。

みな一様に顔色が冴えず、疲れたような表情を浮かべています。ベッドに寝ているだけなのに、なぜ?というのが当時の、透析施設のコンサルティングに関わり始めたばかりの私の率直な疑問だったのです。透析とは一言でいえば、生体の腎機能を代替する治療です。透析が終われば、余計な水分や毒素が除去されているのですから、もっと元気な様子であっていいはず、と私は思っていました。ところが、透析を終えて帰途に就く患者たちの姿は、透析前よりも健康状態が悪くなっているようにしか私には見えなかったのです。

この原因の一つは、透析によって体内の環境が短時間で急激に変わるのに体がついていけず、血圧や体温等のさまざまな生体バランスが崩れることから来るものです。その結果、気分が悪くなる・足がつるなどのほか、血圧の急低下や徐脈によるめまいなどの不快な症状がよく起こるのです。それに加え、透析では十分に除去できない尿毒素が徐々に蓄積されることで皮膚がかゆくなったり、免疫力も低下します。カルシウムの代謝異常から手足のしびれや関節痛なども起こります。

それでも、数値上は透析前までに増えた体重分・水分を除去できており、心胸比（心臓や肺の状態を比較して体内の水分量を見極める透析指標のひとつ）やヘマトクリット（血液内の赤血球の体積の割合）にも異常がなければ、医療機関側からすればその人は問題なく適切な透析ができている、つまり「健康」状態が良くなった、となります。

しかし、会社勤めにしても、地域活動にしても、あるいは家庭内での日頃の暮らしにしても、顔色が悪くだるそうにしている人がバリバリと働けるはずはありません。私が組織の上司だとして、部下がこんな様子だったら「どうした？　今日は早く帰っていいよ」と声を掛けるでしょう。一個人として体が心配ですし、企業人としてはそのような状態で良い仕事などできるはずがないと判断するからです。

バリバリどころか、普通に動くのすらしんどそうだったら、それは一般の感覚だったらとても「健康」とはいえません。

でも、透析医はこれで「健康」と言う。

医療、特に透析医療で言われる「健康」と一般の「健康」の認識にはギャップがあるのかも知れない――漠然と、そんな思いを抱きました。

◇まるで映画の野戦病院

もう一つ、今でも脳裏に焼き付いている光景があります。

それは、たくさんの透析患者を受け入れていることで知られている大病院で見たものでした。歴史も長く、地域の中核的存在で知られていました。そこの理事長が会いたいというので、私は訪問を楽しみにしていました。

受付に着き、申し出ると、理事長は前の用事が長引いていてまだ到着していないとのこと。それではと、先に透析室を見学させてもらうことにしたのです。

エレベーターで階下へ行き、病院スタッフの案内で長く狭い廊下を歩いていった先の扉を開けると、そこには——くすんだ灰色の世界が広がっていたのです。

20台ほどのベッドがゆとりなく並べられ、そこに患者がずらっと寝ています。透析のコンソールや点滴スタンドが入ったら人が歩けるかどうか、というほど狭い通路を、看護師が斜めの体勢で入っていき、機械の操作をしています。

そんな狭さですから、隣り合う患者同士はとても近く、しかも仕切りもないので、プライバシーなどないも同然です。つんと鼻をつく何かの薬品の匂い。ピコピコと絶え間なく鳴るアラーム。これらは大きなストレスです。ベッドは満床、つまり20人の患者がそこにいるはずなのですが、なんというか「人のいる気配」がないのです。機械につながれ、皆息をひそめて、ただじっと時間が過ぎるのを待っている……そんなふうに見えました。時折りどこかから「おーい」と、異変が起こったのかスタッフを呼ぶいらだった声がして、その場の空気がざわっとする、そんな妙な緊張感も漂っていました。

ここに皆、４時間もいるのか。しかも週３回……。

これは映画で観たことがある野戦病院だ、と思わず私はつぶやいていました。透析患者には失礼な表現であることは重々承知なのですが、そんな言葉が口をついて出るほどショックを受けたのです。

よく見れば壁や床は汚れがあったり剥がれていたり。清掃はされているのでしょうけれど建物のメンテナンスはなおざりになっている感じが否めませんでした。

これが大病院の透析というものなのか、と、私は愕然としました。同時にここがレアケースであってほしいとも当時は思いました。しかしその後私は２００もの施設を回ることになりましたが、レアどころか「どこも似たようなもの」。自分がもし患者だったら耐え難いと思うほどの環境だったのです。

こんな場所で治療を受けても、健康になれないのでは――。

その疑念はほどなくして、ある知人の一言でいっそう、強まることになったのです。

それは同じく、透析機器関連のメーカー勤務時代のことでした。

同僚の一人に、元透析患者の男性がいました。先天的な腎臓疾患で20代の頃から透析を余儀なくされてきたものの、生体腎移植に成功し、拒絶反応もなく今は健常な人とほぼ変わらぬ生活を送れている、という人でした。

その彼に、ある日「透析を受けていたころは、どんな感じだった？」と訊ねてみたことがあります。病気はプライバシーに関わることですし、親しくなったとはいえこんなことを単刀直入に聞くのも悪いな、とも思いました。案の定、彼はさっと顔を曇らせ、明らかに話したくなさそうなそぶりを見せました。うーん、とすぐには口を開きませんでしたが、やがて絞り出された言葉が「僕はブロイラーのようだった」のです。

「せまいケージに閉じ込められて身動きがとれず、餌だけ与えられている鶏のようだった」

その言葉を聞いたときの衝撃は、今でも忘れることはありません。ぱりっとしたスーツを着こなした聡明な青年が、自分はブロイラーだったと吐露する心の内はいかばかりかと、思い出すたびに胸が痛みます。

いや、年齢や背格好、職業などは関係ありません。どんな人であっても人間としての尊厳を失いかねない治療のあり方は看過できません。

すでに私はその頃、いくつもの透析施設を見てきており、その環境は決して快適と言えないことが分かってきて、問題意識を深めていました。ですが、彼の言葉を聞くまでは、実際にそこにいる人の思いにまでは、まだ深く踏み込んでいなかったのかもしれません。

彼は腎移植に成功し、透析をせずに済むようになったけれど、腎移植が進んでいない日本においては、ほとんどの方が透析を一生続けることになります。

自分はブロイラーのようだ、と思わされる日が週に3日、それが一生続くなんて。ぱっと目の前が開けたような気がしました。「これはなんとかしなければ」との思いが自分の内側から湧き上がってきたのを覚えています。

◇透析で受けるストレス

強い問題意識をもった私は、透析患者へのヒアリングを積極的に行うようになりました。そもそもコンサルテーションという仕事は、クライアント（自分の場合は透析施設）とだけ話をしていればよいというものではありません。現場に関わるすべての人が情報源であり、実態を深く、そして正しく知ることが、最適な問題解決策の提案につながります。

現在に至るまで、お会いした患者は数百人に上ります。透析のストレス一つとっても、数百人いれば数百通り、むしろそれ以上の声があがってきました。

まず、厳しい体調管理へのストレスが挙げられます。透析患者は、合併症予防も含めた体調管理のために、厳しい水分制限、食事制限が課せられます。透析中の体の変化をできるだけ少なくし、血液透析の効率を良くするためには、普段の生活でも余計な水分や電解質を溜め込まないようにする必要があるからです。のどが渇けば水を飲み、食べたいときに食べるといった、健康であれば何も気にせずしてきたことができないのです。次に、透析中の体調変化への不安。透析患者は週3回、「今日は透析中、具合が悪くなったりしないだろうか」という、一生にわたる「終わりの見えない」ストレスを抱えます。これを軽減するには家庭での厳しい水分や栄養管理が必要となりますが、それをしても必ず抑えられる保証はありません。穿刺も同様で、失敗が多いと大きなストレスになります。「今日は大丈夫だろうか」「今日は上手なスタッフに当たるといいいな」など通院のたびに不安になる人も多いようです。

　また、カリウムやリンの排泄不足による高カリウム血症、高リン血症や、血圧調節がしにくくなることによる高血圧、活性型ビタミンＤ３の欠乏による低カルシウム血症、それによる二次性副甲状腺機能亢進症、赤血球を作るエリスロポエチンの低下による貧血など、さまざまな合併症が懸念されます。それらを抑える薬剤が必要に応じて処方されますが、服薬の量が多いことや飲み続けることへの不安、飲む回数が多いことに対する煩わしさといったストレスも相当なものだといえるでしょう。

　透析では原則的に週３回、１回４時間という枠組みのなかで、医療機関によってスケジュールが組まれ、そこに自分の生活を合わせて予定をやりくりしなければなりません。通院にかかる時間も考慮すると、「透析日は朝７時に起きて、８時半に送迎バスが来て９時に到着、９時半から13時半まで透析……」といった具合に、医療機関の都合優先で一日の予定ががっちり決められ、自由がありません。「今日は透析日だ、と思うと朝から緊張してしまい、それだけで疲れてしまう」という患者もいました。また、医療機関の都合ありきでスケジュールが組まれるので、家族や友人たちと過ごす時間が削られたり、趣味や旅行などのプライベートな予定が立てにくく、人間関係にも影を落としかねません。

さらに、就労しながら透析を受けている人は、常に「このまま働き続けられるのか」といった不安を抱えています。仕事を早く切り上げなければとか、透析のために休みを取らなければと、透析と仕事との板挟みになることも日常的に起こります。企業の透析患者に対する理解がどれだけあるかにもよりますが、透析によって労働時間や業務内容に制限がかかれば、昇進や昇給に影響することもあるでしょう。残業の多い職場などで、透析のため自分だけ早く仕事をあがることに後ろめたさを感じたり、周囲の理解がなく冷たい目で見られたり、といった経験がある人も多いようです。ひいては仕事を辞めざるを得ないケースもあります。そうなれば経済的に苦しくなり、将来設計に影響が出るケースも少なくありません。

また、施設内の看護師や医師とのコミュニケーションに悩む声も多く聞かれました。「いつも忙しそうにしていて、調子が悪くなっても声を掛けにくい」「医師は慌ただしく回ってくるだけで、体のことを相談できる雰囲気でない」など、緊張感が高く、安心できる場所になっていないことがうかがえます。

こうした、透析治療で患者が受ける苦痛や不自由さを書き出してみたのが図1のチャートです。

［図１］　透析生活におけるストレス相関図

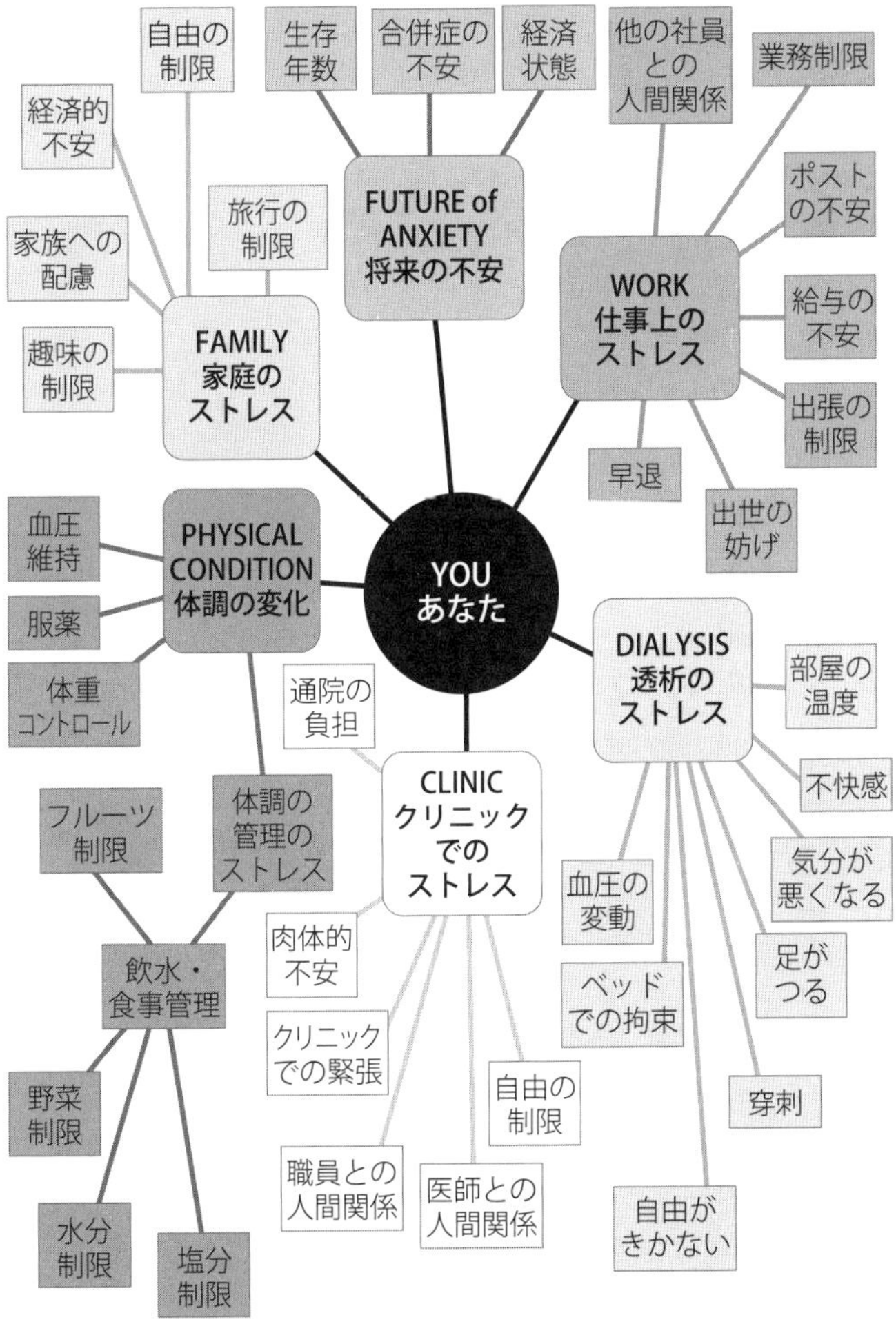

これを見て、こんなにたくさん！と面食らった人も多いかもしれません。

でも、一つひとつ見ていけば「これも当てはまる」「こっちもそうだ」と、思い当たることばかりではないでしょうか。

腎不全というもともとの病態に加え、それをカバーするための透析でもこれだけの負担を強いられている、合併症があればさらに上乗せされてしまう、透析患者はそんな三重苦、四重苦に支配されているのです。

私自身、作成しながら本当に驚きました。改めて書き出してみると、これほどまでに膨大、かつ多岐にわたるストレスが存在するのか、と驚きます。もちろん人によって、ストレスの強弱は項目ごとに違ってくると思いますが、健康な人なら回避できるこれらの膨大なストレスを、透析患者は日々受けながら生活しているのです。

何より、透析を長く続けていると、機械では除去しきれない毒素や過剰なミネラルなどの影響でさまざまな合併症のリスクが高まります。いつかは合併症が発症、進行し、命が脅かされる状態になるのでは、と患者は絶えず不安を抱えるようになります。考えないようにしていても、例えばいつもよりちょっと体調が悪い日などにこうした不安が頭をもたげてきて、自分に残された時間はあとどのくらいなんだろう……などと気弱になってしまいます。

不安は決断力や行動力にブレーキをかけてしまいます。ひいては気力も削いでしまい、普段当たり前にできていたことさえ、手に付かなくなってしまうことも。そうなるとさまざまな可能性を閉ざしてしまうことになりかねません。

◇これでも「日本は透析大国」!?

日本透析医学会の統計調査によれば、透析患者の、透析導入後の生命予後はこの半世紀で格段に向上しています。

日本で血液透析が広まり始めた1960年代、黎明期ゆえまだその技術が発達していなかった頃は、透析＝終末期医療の色合いが濃いものでした。透析を受けなければ多くの場合数カ月で亡くなってしまいます。導入してもあとはじっと死を待つだけ、というのが世間のイメージであり、実際に、透析患者の余命はたった2年ともいわれていました。

しかし薬物療法の発達により、合併症のコントロールがかつてより良好になってきたことなどから、透析とともに第二、第三の人生を歩む人は確実に増えてきました。日本透析医学会の2015年のデータによると、透析後の5年生存率は60・8%、そして10年生存率は35・9%、15年生存率23・5%、20年生存率15・4%となっています。つまり、透析歴10年以上の方が約3人に1人、15年以上も約4人に1人いらっしゃいます。

生命予後が改善し余命が伸びていること自体は医療の進化の賜物といえるでしょう。しかし残念ながら、透析患者の平均余命は現在も、同年代の健康な人と比べれば短いと言わざるを得ません。統計数値には現れてきませんが、透析患者の生存率が低いのは、表に出てくる合併症だけでなく、こうしたストレスも影響しているのではないかと私は考えます。裏を返せば、ストレスをなくすことで、生命予後が改善される可能性は十分にあります。もっと充実した、健康な人生を送れるはずなのです。

しかし、そこに対する努力が、今の透析医療界にあるのかといえば、残念ながら首をかしげざるを得ません。20年以上にわたり透析施設のコンサルテーションを行ってきた私の率直な思いです。私は透析分野以外にも大学病院や自治体の総合病院などの医療機関に関わってきましたが、患者の不利益がこれほど多岐にわたって存在するのは、透析のほかにまず見当たりません。

◇増え続ける透析患者数

日本透析医学会が毎年発表している「わが国の慢性透析療法の現況」（図２）によると、２０１９年末時点での透析患者数は約34万５０００人。１９６８年の調査開始以来、日本の透析人口は右肩上がりを続け、ここ数年は毎年５０００人前後の増加となっています。２０１９年も前年より約４８００人増えています。

導入年齢平均は１９８５年で約54歳に対し、２０１９年では約70歳。患者全体の平均年齢も１９８５年で約50歳だったのに対し、２０１９年では約69歳。このように、透析の導入年齢や患者の平均年齢も大きく上昇しています。

人口１００万人あたりの透析患者数は約２７３０人。日本は世界のなかでも台湾に次い

［図２］　わが国の慢性透析療法の現況（2019 年 12 月 31 日現在）

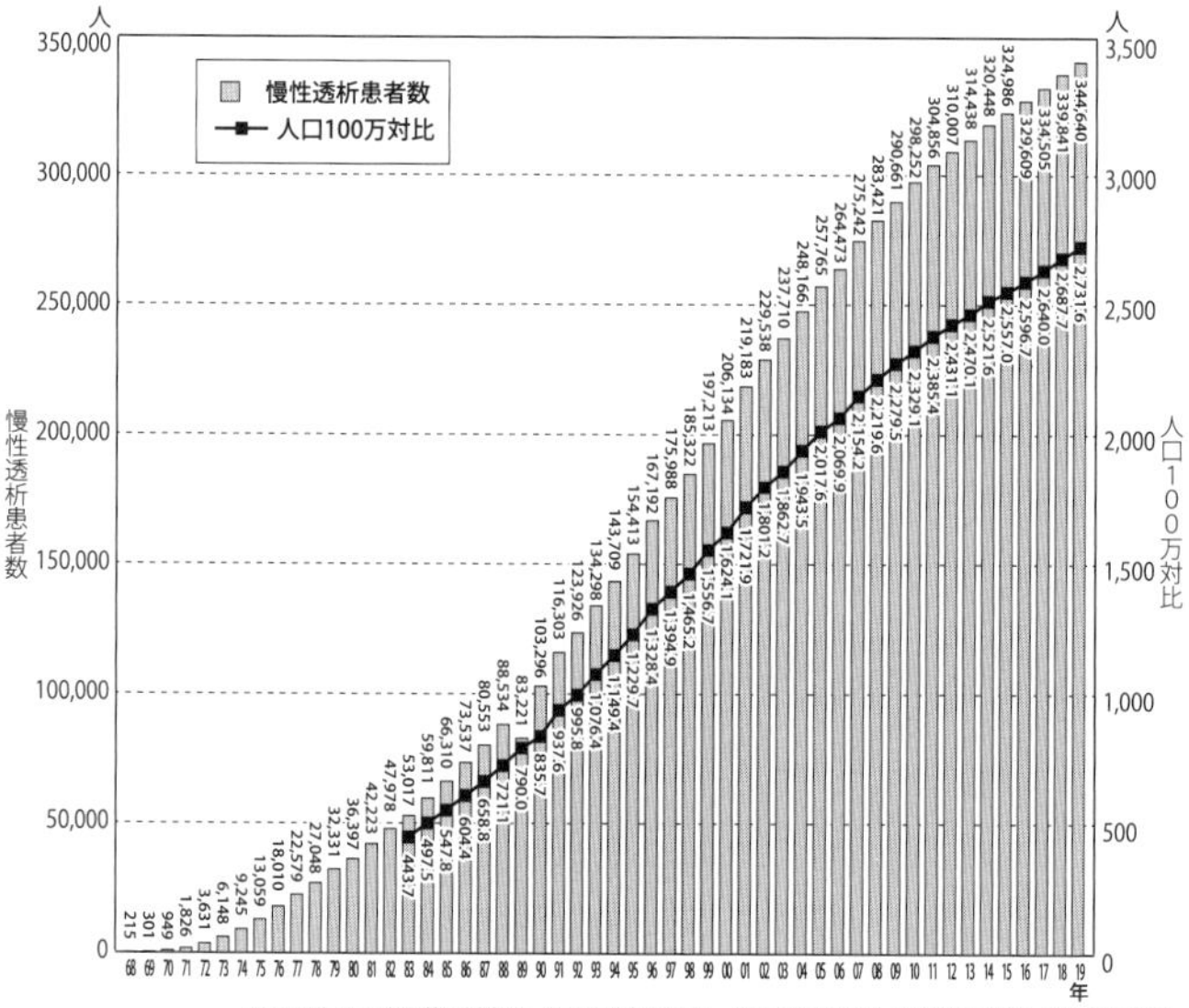

※1989 年末の患者数の減少は、当該年度にアンケート回収率が 86%と例外的に低かったことによる見掛け上の影響である。人口 100 万対比は回収率 86%で補正

慢性透析患者数（1968-2019）と有病率（人口100万対比1983-2019）の推移

100万人当たり透析患者数の算出根拠：

人口推計2019年　１億2616万7000人を母数にしました。分子は2019年日本透析医学会調査の約34万5000人です。

このように、日本は世界の中でも透析人口が多いことから「透析大国」と呼ばれることがありますが、大国とは言われても、透析環境は改善されず、患者に質の高い医療が行われているのを意味しているのではないことは、ここで繰り返すまでもないでしょう。

日本透析医学会「わが国の透析療法の現況」より

で患者数の多い国として知られています。うんと先の将来、高齢化が頭打ちになると、新規の透析患者数は減少に転ずることも考えられますが、一方で透析患者の平均余命は延伸しているため、透析患者総数はしばらくの間増え続けると予想されます。

◇腎機能は回復不可能。透析は不可避だからこそ「生活の質向上」を目指す

残念ですが、ひとたび低下してしまった腎機能は、現在の医学では回復が見込めません。そのため生命を維持するには透析で腎機能を代替しなくてはならず、生きている限り必要になります。一方で、今は透析患者の寿命が延びており、透析を行いながら第２、第３の人生を送っている人もたくさんいます。

それならば、透析患者の人生をより良いものにするには、透析の治療目的を単に生命維持にとどめるのではなく、「生活の質を高める」ことに置かれるべきではないでしょうか。

生活の質は英語の Quality of Life の頭文字をとってＱＯＬと呼ばれます。簡単にいえば

よりよく、充実した人生を送る、ということになりますが、一言に集約するなら「元気で長生き」。これをもっと透析治療では追求すべきなのです。しかし、健康にするはずの透析なのにかえって具合が悪くなるなど、日本の透析医療の実状は理想とは程遠いものと言わざるを得ません。

「健康寿命」という言葉があります。これは介護などの人の助けを借りずに自立した生活を送っている高齢者の平均寿命を算出したもので、最新のデータ（2016年厚生労働省発表）によると男性約72歳、女性約75歳となっています。その年齢と日本人の平均寿命を差し引くと、男女とも亡くなる前の約10年間は、高齢により自立が阻まれ、やりたいことが思うようにできなくなり、誰かに助けてもらわないと生活ができないことを示唆しています。なかでも、合併症のリスクと常に隣り合わせである透析患者においては、健康寿命は格段に下がります。

1960年代に比べ、透析患者の余命は大きく伸びているものの、健康寿命に目を向ければまだまだ、透析患者を対象にした取り組みは遅れていると言わざるを得ません。血圧のコントロール不良で慢性的な高血圧が続けば動脈硬化が進み、心筋梗塞や脳梗塞を起こしやすくなります。血液中の電解質のバランスが崩れると骨や関節が弱くなり、骨折して寝たきりになってしまうケースもあります。

かくして、日本の腎不全の患者は、透析を宣告されたらもうその先の人生は諦めよう、仕事をしている人ならキャリアもここまで、自分は不幸になる……挫折、絶望、くやしさに打ちひしがれてしまう人が多いのです。

しかし、健康状態を良好に保ち、身の回りのことも、趣味などやりたいこともでき、楽しみや生きがいをもって人生を送る——人間なら誰しも当たり前に願う生き方ではないかと思います。これを透析患者だからといって諦めなければならない理由などないはずです。

◇「週3回×1回4時間」では、生活の質は上がらない

では、一体どうしたらいいのでしょうか。

透析施設のコンサルテーションを手掛け始めた頃、私は「環境をよくすればもっと生活

の質が上がる」と思い込んでいました。透析中の4時間ずっと寝たきりでいたら、人生の時間がもったいない。そのときに好きなことができればもっと、透析患者はいきいきと、活力を取りもどせるのではないかと考えていたのです。

ベッドではなくチェアにして、照明や音、プライバシーへの配慮もしてより快適な場所に……透析施設に対し、そのような提案を積極的に行っていた時期もありました。

それは先に紹介したチャート（23ページ）にもあるように、クリニックで受けるストレス軽減にはなるので、間違いではありません。しかし、これだけでは肝心の、透析患者の健康状態を向上させることにはつながらない。そのことに気づかされたのは、今から7年前、透析医療界でその名を知らぬものはいない坂井瑠実先生との出会いがきっかけでした。

坂井先生は腎臓内科医、透析医として50年以上のキャリアをもち、神戸の自院「坂井瑠実クリニック」では長年にわたり、標準的とされる「週3回×1回4時間」にとらわれない透析に注力しています。取り扱うのは長時間や頻回の透析、夜間寝ている間に行うオーバーナイト透析、自宅で行う在宅透析などですが、そんな坂井先生が、「週3回×1回4時間」は根本的に透析量が足りておらず、健康寿命の延伸が望めるどころか、最低限の健康を保証することすらも、期待できないというのです。

今でこそ、こうした先進的なやり方がいかに患者の生活の質を上げるかを理解している私ですが、当時はそれが分かっておらず、坂井先生から話を聞いて衝撃を受けました。


なぜ、そのような不十分といえる透析量が、標準的になってしまったのでしょう。

透析の目的は、「腎不全による尿毒症を回避すること」です。人工透析が世界で行われ始めた2000年前後、先駆者の一人である米国のベルディング・スクリブナー医師が、尿毒症を回避するには週2回では不十分で、最低週3回必要と論文発表したことから、週3回が尿毒症を回避する適切な頻度として広まったといわれています。

この流れで、日本の医療保険制度においても週3日、月14日分が保険請求の対象と定められ、これを基にほとんどの医療機関が「週3回」をもとに診療計画を立てることになりました。しかし、あくまで海外の論文をよりどころにしたにすぎず、しかも「最低限」の頻度です。医学的な根拠に基づき「最適」と判断され設定されたものではない、ということであり、この数値が、患者にとってベストという意味ではないことは明らかです。

健康な腎臓には1分間におよそ1Lの血液が流れ込んでいます。つまりは一日に直すと約1500Lの血液が腎臓で浄化されていることになります。

一方、日本で標準とされている週3回・1回4時間の血液透析は1回（4時間）で50〜80Lの血液しか浄化できません。また、単純に時間だけを計算すると、1週間のうちで血液を浄化している時間は、生体の腎臓が168時間なのに対し、標準的な透析は12時間。たった7・1%程度にしかすぎないのです。

これでは、命をつなぐ最低限のラインにも達しているかどうか、疑わしいといえるのではないでしょうか。

実際に、近年では透析時間を延ばすと患者の健康状態が向上することが分かってきており（図3）、2013年の日本透析医学会のガイドラインにも掲載されています。

それにもかかわらず、「週3回×1回4時間」はほとんどの医療機関で行われているため、あたかも患者にとって必要十分な治療であるかのようにとらえられがちです。また、「週3回×1回4時間」で透析を受けている人のなかには「今、取りたてて体調不良もな

［図３］　透析時間が長いほど死亡リスクが下がる

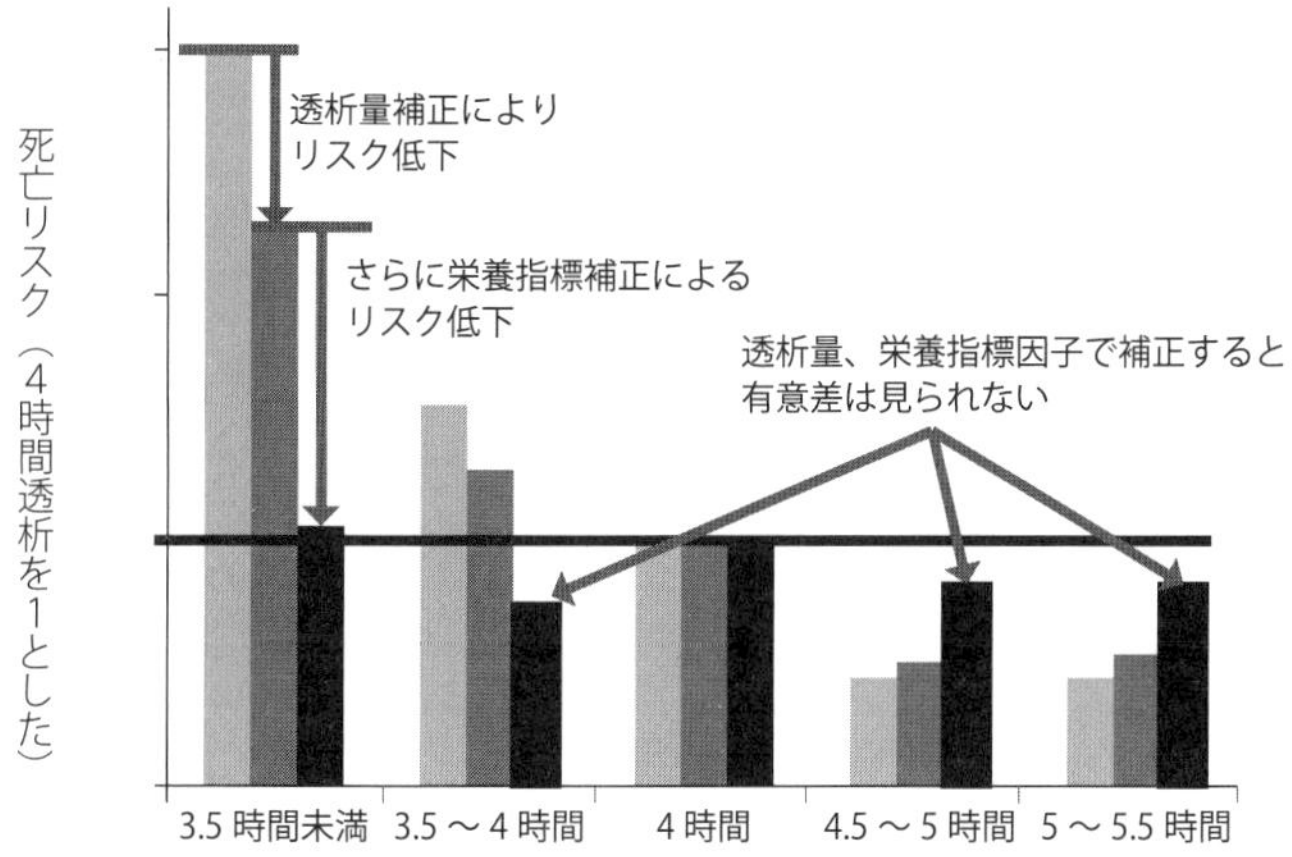

（日本透析医学会「我が国の慢性透析療法の現況」2009年12月31日現在より）

４時間の透析をした時の死亡リスクを１とした場合の、各時間における死亡リスクをまとめた棒グラフ（年齢、透析歴などの基礎的な要因の影響を取り除いたもの）。透析時間が長いほど死亡リスクが下がっている。3.5時間未満の場合、透析量を増やし、かつ、栄養制限を厳しくしないと、４時間の透析と同じ程度まで死亡リスクを下げることができない。

いし、除水もできているので困っていない」という人もいるのではないでしょうか。

確かに、標準的な透析で体にとって致命的な異常や、耐え難い不具合が〝ただちに〟おそってくることはあまりないかも知れません。もし仮に、そのようなケースが多発していたとしたら、この標準的な頻度、時間はとうに見直しの議論が起こってよいはずです。

しかし、透析患者の平均余命は60代男性で約8年ということを考えれば、この頻度、時間での透析は決して、合併症を防いでくれるのに十分な役割を果たしてくれないことは明らかです。今は自覚症状が何もないとしても、この頻度、時間で透析を受け続けていれば体へのダメージを食い止めることができず、じわじわと命が削られていくということです。

体へのダメージとして最も怖いものの一つが石灰化による動脈硬化です。

ご存知の通り、透析ではリンの除去が十分にできず、体に溜まりやすくなります。これが、透析患者の動脈硬化を進めてしまう最も大きな因子になります。

血中のリン濃度が高くなる「高リン血症」になると、カルシウムの血中濃度も高くなります。首の前側にある副甲状腺から分泌される副甲状腺ホルモン（ＰＴＨ）が過剰になるために、カルシウムとリンの代謝バランスが崩れ、骨からカルシウムが血中に溶け出してしまうためです。

血管内に溶け出したカルシウムとリンが血中で結び付くと、「石灰化」とよばれる白い塊ができ、血管内に蓄積されてしまいます。そのために血管が厚く硬くなる動脈硬化が進んでしまうのです。

こうした、透析患者に多く見られる動脈硬化や高血圧は、サイレントキラーの代表格です。サイレントキラーとはその名のとおり「静かなる殺し屋」です。自覚症状がないままに進行していることが多く、ある日突然、心筋梗塞や脳梗塞といった致命的な発作を起こす恐ろしい病態です。

いつ、どうなるか分からない……透析を続けている限りその心配がついて回る、その精神的負担は相当なものになるでしょう。また、そうした合併症リスクを下げるためには厳しい水分や食事制限がつきもので、加えてたくさんの薬を飲まなければなりません。毎日のことですからこれも大変なストレスです。

しかも、そうまでしても合併症リスクをゼロにすることはできず、透析が長期間になるほど心臓や肺に負担がかかり、じわじわと健康状態が損なわれていくのを思い知らされるのは苦痛以外のなにものでもありません。

◇効率重視の「ベルトコンベアー透析」で施設の利益が優先される現実

このように、透析患者にとってはベストな回数・時間ではないのに、「週3回×1回4時間」がいまだに透析医療界では慣習的なスタンダードであり、この枠組みで業務設計、施設運営をしている医療機関がほとんどです。

なぜかといえば、その仕組みを崩すと効率が落ち、経営的にマイナスであると考えられているからです。日本の大多数の透析施設は効率を最優先にしており、そのために業務がルーチン化されています。患者が来院し、ベッドに寝て、穿刺をし、透析開始。4時間後に終了。ここまでが1つの業務としてルーチンで固まっていれば、次にベッドが空く時間が把握でき、次の患者の予約を効率的に入れられます。ベッドに空きが出ないよう、患者を次から次へと透析していく……あまり気持ちの良いたとえではありませんが、その様子を俯瞰すれば、まるでベルトコンベアーのように見えるのではないでしょうか。

透析施設にとってはこうした無駄のない流れ作業になっているほうが効率的です。マニュアル通りにやるほうが医療スタッフも楽ですし、患者数に応じた無駄のないスタッフ配置ができますので、人件費のロスも抑えられます。

このような〝ベルトコンベアー医療〟のもとで、もし患者の一人が「自分はもっと長く透析したい」と言ったらどうでしょうか。それは施設にとってみれば「イレギュラー」となり、ベッドが空く時間、看護師の作業時間などが変わり、ひいては全体を乱すもとになります。どんな業界でも、イレギュラー対応というのはマンパワーなり時間なりが普段の業務に上乗せで費やされるわけですから非効率です。

したがって、できるだけ例外は出したくない、例外は受け入れない、という考えが多くの透析施設には根づいてしまっているように思います。それは透析が長時間であるほど健康になれることが明らかになった今でも、変わることはありません。「１回４時間」が崩れると、透析施設の業務の設計も崩れてしまうからです。

本来ならば、変化に応じて業務の設計を見直すのが健全な組織のあり方ですが、あえて厳しい言い方をすれば、そうした経営努力を怠っている透析施設が残念ながらほとんどなのです。

◇個人差が考慮されない「おしきせ透析」が患者を苦しめる

透析を受ける人のプロフィールは千差万別。年齢、性別、体型、原疾患、他の病気の有無、既往症、体質など、誰一人同じではありません。腎臓1つとっても、年齢や性別、体質や持病などにより機能の程度に差が出てきます。人間の体は心臓、呼吸器、消化器、循環器、内分泌……たくさんの機能が複雑に関係しあいながら生命活動を営んでいるわけで、当然、患者の状態にはかなりの個人差があります。

そもそも、体格一つとっても個人差はあります。背が高くてがっしり体型の人と、小柄でほっそりした人とではそもそも体内を循環している血液の量が違います。それなのに、一律のやり方をしていても、それによって皆が十分な透析効果を得られるわけではないことは火を見るよりも明らかです。

しかし、初めて透析を受けることになった人は、透析行為の右も左も分かりませんから、医療機関に言われるがまま受けてしまいがちです。導入時だけでなく、導入後のやり方も、こうした個人差が考慮されなければその効果は十分発揮されないのではないでしょうか。

昨今、インフォームドコンセント（説明と同意）という言葉が何かと取り上げられますが、医師から説明があっても、患者に知識がなければ、「私にはよく分からないので、お任せします」となってしまうのではないでしょうか。

しかも、その透析方法は決して、その人が健康になることを前提に考えられたものではないことが多いのです。それどころか、自分のプロフィールに合わなければ命をも縮めかねないのです。

例えば、自分に合わない既製の服や靴なら着ない、履かないで済みますが、透析はそういうわけにはいきません。生きるためには透析が必要ですが、合わない透析をがまんして受け続けていれば、命にも関わります。

透析患者が元気で自立した生活を送り、いきいきとした人生を歩むためには、まず、今行われている透析が自分に合っているのかを考える必要があるのではないでしょうか。医療機関の都合だけでつくられた「おしきせ透析」は、あなたを元気にしてくれたり、やりたいことをかなえる後押しをしてくれたりするわけではありません。

◇はたして「透析はこういうもの」だろうか

患者から話を聞いていたとき、気になったことがあります。

それは、「普段、こんなこと言う機会もなくて……」と前置きする人がとても多かったことです。不満を言うなんて贅沢とか、生きられるだけでもありがたい、という人が実は大勢いたのです。また、どうせ先は長くないから、などと半ば諦めのような、投げやりな言葉をもらす人もいました。

日本では透析を宣告されると、流れ作業のように系列の透析施設に紹介され、患者は考える猶予もなくそこで透析を受けることになるというパターンがほとんどです。せめて透析が避けられない状態になったら迅速に、開始の見込み時期を教えてくれればよいのですが、いまだに多くの医療機関では透析開始の早くて3カ月前、なかには直前になって宣告される、というケースもあるようです。そうなると患者としては自分で施設を探す余裕も、ましてやどんな透析が自分にとって望ましいのか考える余裕もなく、結局かかりつけ医に言われるがまま、「受け身」にならざるを得ない状況に追いやられてしまいます。

残念なことに、医療者のなかにすら、透析のおかげで生きていられるのだから、多少の不自由さはがまんするべき、という考えをもっている人もいないとはいえません。

でも、実はほとんどの施設で行われている「週3回×1回4時間」の枠組みですら、確固たるルールではないのです。法律であるかのごとく守らなければいけないもの、変えられないものではないのです。「どうせどこも同じだから」と、受け身のまま決められた施設での透析を始める前に、知っておいてください。もっと楽になれる方法があるのです。「透析だから仕方ない」はもうやめましょう。透析患者は、透析医療を受けるために生きているわけではないのです。私なら、いい気分で透析施設に通いたいし、いい気分で帰宅したいと思います。どの一日も、自分にとって二度と訪れない大事な日だからです。「苦痛が当たり前で、がまんを強いられ、一刻も早く逃げ出したい」といった場所に一生居続ける価値はありません。

　さまざまな合併症のリスクがあり、厳しい水分や食事の制限があり、生活の質を著しく落としてしまう、つまり、「つらい透析」が日常化し、生活が厳しく制限されているうえ、それでもなお体調が悪く合併症のリスクに脅かされている、それが今のほとんどの透析患者の姿です。

　しかし、合併症のリスクを減らし、水分や食事の制限をもっと緩やかにし、生活の質が上がるようにする透析があれば、人生に希望がもてます。それは決して絵空事ではなく、叶える方法はすでに存在しているのです。

第2章

つらい食事制限からの解放、合併症リスクの軽減 QOLが高まる透析治療とは

◇「ブルーな週明け」の正体

健康になるための透析であるはずなのに、なぜ透析患者はこれほどまでに、体調不良に悩まされているのか――この課題を解決すべく、何百人もの患者とお会いし、生の声を聞くことにしました。

健康状態のこと、暮らしのこと、何がつらいか、どうなったらもっと楽に日々を送れるのか……そのなかで多くの方が挙げたのはやはり体調の問題でした。

とりわけ多かったのが「週明けがつらい」という声。気分が優れない、頭がもやもやする、体が重くやる気が起きない……表現はさまざまですが、週の初めだというのに活力が出ず、行動が起こせないのは出鼻をくじかれるようでもあり、さぞ憂うつなことです。仕事をしている人なら、スタートから予定が狂ってしまいかねず、その週ずっといやな気持ちをひきずったりして、仕事に悪影響を及ぼすことも大いに考えられます。

なぜ、週明けなのか。これは、日本で標準的とされている透析スケジュールは週3回、

「月水金」または「火木土」となっていることに起因します。前者なら、透析をしない土日の間に水分や老廃物が体に溜まってしまい、月曜日の朝にすっきりしない目覚めを迎える人が多いでしょうし、後者も、土曜日のあとは火曜日まで透析がありませんから、月曜日は体調が悪くなりやすいと考えられます。

もちろん個人差はあります。しかし、水分や栄養に気を付けている人であっても、週明けは何となく本調子ではない、すっきりしない、との違和感をもつことは多いようです。「でも、がまんできないことはないから……」そうおっしゃる方もいました。「透析はこういうものだから、仕方ない」。命があるだけでもありがたい、と思っている人は、多少のつらさは声に出さず、のみこんでしまいがちです。

しかしそれは「このつらさを口に出したとて、何が変わるわけでもない」と思い込んでいる証左ではないでしょうか。もし、そのつらさはなくすことができると言われたなら、誰もがまんなどしたくない、楽になりたいと願うはずです。

◇〝元気で長生きできる〟透析の指標「ＨＤＰ」

実は、つらさを軽くする方法はすでに存在しているのです。水分や毒素が抜けきれず、健康を保つには不十分としかいえない日本の透析治療の「基準」を超えるなら、患者の健康状態をより良くする透析は理論上、時間の見直し＝「今より長時間行う」か、回数の見直し＝「今より回数を多くする」のいずれか、または両方、ということになります。

ではどのくらい増やせば十分な透析になるのでしょうか。

その指標となるのがＨＤＰと呼ばれるものです。これは Hemodialysis Product の頭文字を並べたもので、２００２年に、透析医療の先駆者であるベルディング・スクリブナー医師らが臨床データを基に提唱した「透析量の適正さ」を表す指標です。日本では透析プロダクトと呼ばれることもあります。

なお、臨床データとはやや聞きなれない言葉ですが、簡単にいえば、患者が透析によって健康上どんな結果が得られたか、という意味ととらえてもらって構いません。

ＨＤＰは、１週間に行う透析の回数と透析時間により数値化されたもので、次の式で算出されます。

ＨＤＰ＝^{2}（１週間の透析回数）×（１回の透析時間）

この値が大きければ大きいほど望ましい透析ができているということになり、統計的に72以上が適正、最低でも42以上は必要とされています。

望ましい透析とは、言い換えれば「元気で長生きできる」透析です。それをかなえるにはＨＤＰの値が大きい「高ＨＤＰ」の透析を受ければよい、というわけです。

私は講演などでＨＤＰを紹介するとき、「本当に（Ｈ）、大事な（Ｄ）、ポイント（Ｐ）と覚えてください」とお話しすることがよくあります。語呂合わせではありますが、透析患者にとってはまさにこの通りで、知っておいていただきたい指標です。

なお、１週間の透析回数（最大７）と１回あたりの透析時間（３〜８時間）を掛け合わ

［図4］ HDP（Hemodialysis Product）早見表

HDP		1回の透析時間							
		3時間	4時間	4.5時間	5時間	5.5時間	6時間	7時間	8時間
1週間の透析回数	3回	27	36	41	45	50	54	63	72
	3.5回（隔日）	37	49	55	61	67	74	86	98
	4回	48	64	72	80	88	96	112	128
	5回	75	100	113	125	138	150	175	200
	6回	108	144	162	180	198	216	252	288
	7回（毎日）	147	196	221	245	270	294	343	392

日本の多くの透析患者は週3回4時間 =HDP 36で透析を行っているが、
Scribner 博士によれば、HDP 72以上が十分な透析なのだという。

Oasis Medical のHPより

せた早見表は図4のとおりです。

では、今の日本で一般的とされている「週3回×1回4時間」のHDPはいくつでしょうか。

$3^2 \times 4 = 36$

早見表にもありますが36となり、適正とされる72の半分しかありません。それどころか、ボーダーラインである42にも届かないのです。

それでは「週3回」で適正量を得ようとする場合、何時間の透析が必要かといえば

$72 \div 3^2 = 8$

この式のとおり、なんと8時間も透析しなければなりません。通院時間や透析前後にかかる時間などを考えれば一日仕事になってしまい、それを週3回、というのは現実的とはいえないでしょう。したがって、根本的に週3回でのスケジュールで望ましい透析量を得るのは困難なのです。今、透析患者が当たり前と思って受けている「週3回」では、健康に手が届かないことが分かります。

それでは仮に、週4回透析するとします。1回あたり何時間受ければ適正ラインをクリアするか計算すると、

$72\div4^2=4.5$

となります。4・5（時間）となり、現実的な数値になります。

適正ライン72をクリアする透析回数と時間を図5で示します。

［図５］　HDP=72を実現する透析回数・１回あたり透析時間

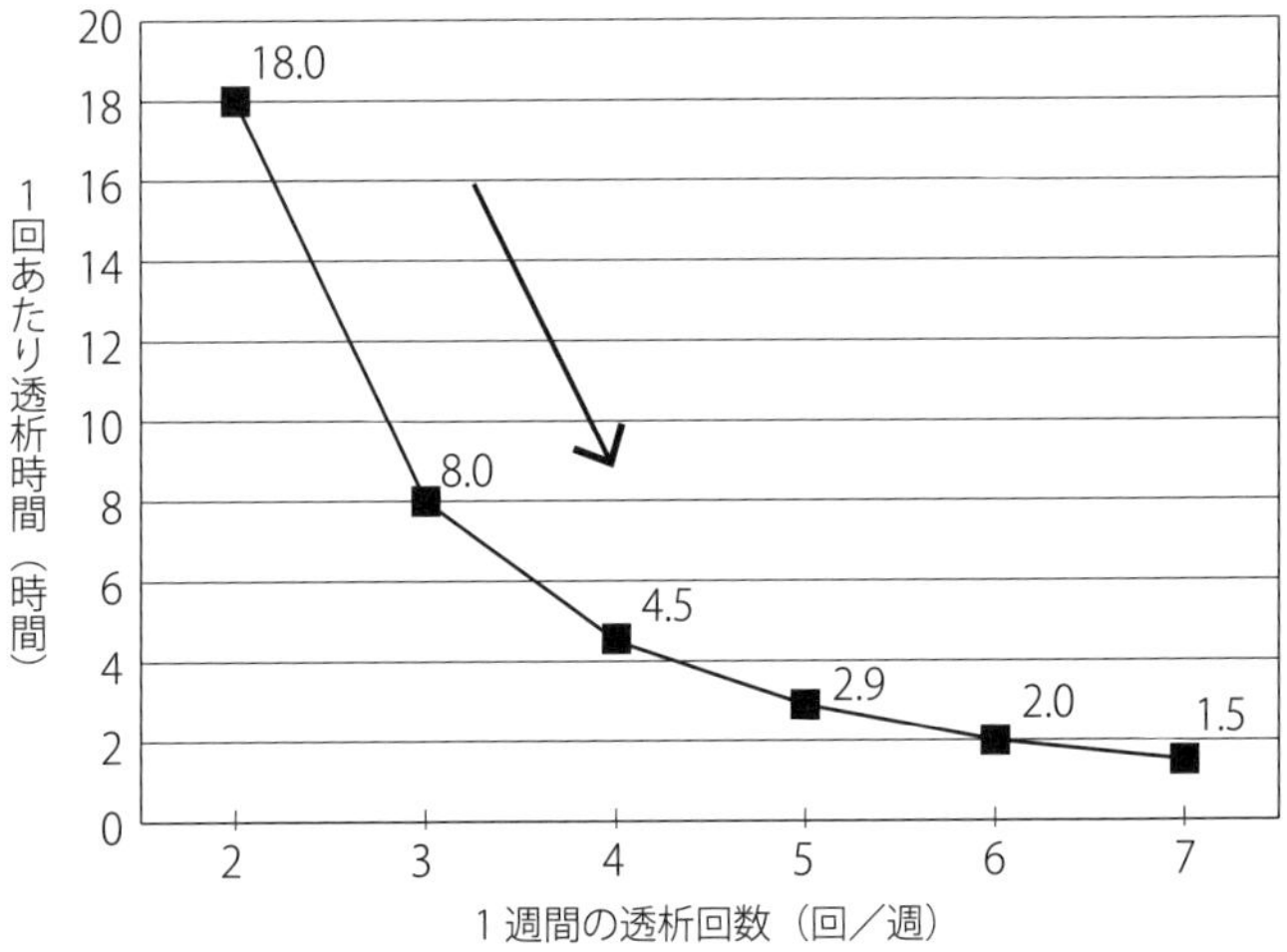

数式を見て気づいた方もいると思いますが、ＨＤＰでは週あたりの回数が、１回あたりの時間よりも重視されます。週の総時間が同じなら、回数が多いほどＨＤＰの値は高くなるということです。

例えば週６回×１回３時間の場合と、週３回×１回６時間の場合を比べてみます。総時間はどちらも18時間です。前者では6^2×３でＨＤＰ＝１０８、後者では3^2×６で54となり、圧倒的に週６回×１回３時間のほうが高ＨＤＰになるのです。

先ほど算出した、今の日本で一般的な「週３回×１回４時間」の場合、週の総時間は12です。そしてＨＤＰはたったの36です。

ではこれを、「週４回×１回３時間」にするとどうなるでしょうか。こちらも総時間は12で変わりません。しかし、ＨＤＰを算出すると4^2×３＝48となり、36を上回ります。そして、最低限とされる42もこのスケジュールならクリアできます。このように、総時間が同じなら、回数を増やすほうが高ＨＤＰになり、健康状態の向上につながるといえるのです。

スクリブナー医師は、ＨＤＰと患者の臨床結果（clinical results）との関係について、図

［図６］　HDPの成果早見表

	透析時間	回数	HDP＊	clinical results
標準透析	3	3	27	まったく不適、栄養不良
	4	3	36	不適、多くは栄養不良
	5	3	45	境界、栄養不良、血圧コントロール困難
長時間透析	8	3	72	至適
	5	4	80	
	3	5	75	
頻回透析	2〜3	6	72〜108	良好、塩分制限下で血圧コントロール
頻回長時間透析	8	6	288	最適

＊ HDP ＝（1 回透析時間）×（週あたりの回数）^{2}

（日本透析医会雑誌 Vol.30 No.1 2015より一部改変）

6のように示しています。

この表で、標準透析と書いてあるところが、わが国で一般的に行われている時間と回数です。先述の通り、標準とされている「週3回×1回4時間」のHDPは36で、clinical results は「不適」とされています。

それに対し、下の長時間透析ではいずれのパターンもHDPが72以上であり、至適とされています。

さらに、週6回以上の頻回透析、頻回長時間透析では高HDPであり、「良好」「最適」との評価がついています。

◇高ＨＤＰがもたらす健康結果とは

臨床結果（clinical results）とは、透析によって健康上、どんな結果が得られたかという意味、とお話ししました。長時間や頻回に透析することで良い結果が得られることは前表で明らかですが、具体的にどういうことかといえば、主に次の５点が挙げられます。

①合併症リスクの低減
②水分や栄養制限の緩和
③服薬量の減少
④透析中の体調不良の緩和
⑤ストレスの緩和

①高ＨＤＰは合併症リスクを減らせる可能性がある

合併症は透析不足によりその発症リスクが高くなります。したがって、高ＨＤＰ＝しっかり透析することにより、水分や毒素の体内への蓄積を抑えることができれば、リスク低減が可能であることは明らかです。

実際、数ある合併症のなかで、透析患者の死因トップとされる心不全は、中2日透析の間隔が空いたときに起こりやすいことが、1990年代終わりに海外で報告されています。これを受けて、週あたりの回数を増やし、中2日を作らないようにする隔日透析が注目されるようになりました（参考　日本透析医会雑誌　Vol.35　No.2　2020年8月発行　P.381）。

また国内でも、HDP＝88となるスケジュールで透析を受けた患者の20年生存率が、一般的な透析（HDP＝36）の2・5倍という実績を出した北海道のクリニックがあります（著者調べ）。

ただし、HDPは回数と時間だけで算出され、例えば体格の大きい人は小さい人よりもより大きな値であることが望ましいのですが、そうした個人差までは考慮されません。したがって、72以上であれば誰もが合併症を起こさずにすむ、ともいえません。

この点は留意すべきであるものの、患者に合った十分な透析量を確保することが、患者の合併症の防止に重要であることは透析医療界の共通認識となっています。

②高HDPは水分・栄養制限も緩和できる

高HDPなら、透析患者の生活上の大きなストレスである「厳しい食事制限や水分制限」も、緩和することが可能です。

高HDP＝しっかりと十分な透析ができるということですから、無理な制限をしなくても、余分な水分や毒素が体内に蓄積しにくくなり、その影響による合併症リスクを下げることができるというわけです。

しっかり食べて十分な栄養を取り、余分なものはしっかり透析して除去する。このほうが健康に良いことはいうまでもありません。

近年は特に、高齢者のフレイル（虚弱）が話題になっています。低栄養や運動不足による筋肉量の減少から、足腰等の運動機能が低下し、それがさらなる運動量の減少につながり寝たきりになるなどで内臓や呼吸器、循環器、認知機能に至るまで全身の機能低下、衰弱を招きます。

これもまた、生活の質を著しく落とし健康寿命を縮めてしまいます。そうならないためにも、しっかり食べることは本来、とても大切なことなのです。

しかし透析患者においては、一般的な「週3回×1回4時間」では十分な透析ができず、それゆえに厳しい食事制限があるという現状があります。尿毒症を防ぐために仕方ないとはいえ、健康を向上させることにはならない、というジレンマとなってしまうわけです。

54ページで挙げた、スクリブナー医師によるＨＤＰとclinical resultsの関係を示す表でも、ＨＤＰが低いと栄養不良になることが指摘されています。これらのことから、透析患者が厳しい食事制限を行うとフレイルになるリスクが高いのは明らかです。

まして、透析患者の大半は、透析導入前から、腎機能の低下を抑えるために厳しい栄養制限を課せられています。そのうえ透析が開始されたのちも制約があるのでは、栄養学的にみれば体はぼろぼろ、といっても言い過ぎではありません。

また、食欲は人間の基本的な欲求であり、それが満たされないのはとてもつらいものです。家族と同じものを食べられない、友達と外食もできない、といった日常生活の楽しみも奪われてしまいます。

高HDPが実現すれば健康状態の向上に加え、そんなつらさ、ストレスからの解放も約束されるのです。

③高HDPは服薬も減らせる

透析患者は日常的にたくさんの薬を服用します。毎食後に10錠近くなど、健康な人にはちょっと考えも及ばないほどの量を飲まなければならないケースも決して珍しくありません。水分制限されているために、飲むこと自体がストレスになるという人も多いのです。

合併症を予防するためのリンやカリウムの吸着薬、腎性貧血を改善する薬、降圧剤、血液をサラサラにし血栓を防ぐ薬のほか、腎不全の原疾患になっている病気の治療薬、例えば糖尿病や脂質異常症の治療薬、またかゆみや不眠、下痢といった透析に伴う症状緩和の薬などが必要に応じて処方されますが、1つの症状に対して複数種類の薬が処方されることも少なくないため、その種類や量がふくれ上がってしまいがちです。

薬は体に吸収されたのち、血液にのって全身に運ばれ、効かせたい場所に到着したら、臓器や組織で代謝され体外へと排泄されます。このとき、健康な人であれば肝臓で解毒され不要物が尿から排泄されますが、透析患者の場合はその機能が失われているため、本来は尿から排泄される不要物が体の中に蓄積されてしまいます。

そのため、透析患者への薬の処方は、非常に慎重に行われなければなりません。

また、どのような薬にも副作用は多かれ少なかれありますので、薬の量が多ければ透析患者は副作用とも戦わなければなりません。

しかし、高ＨＤＰが実現すれば薬の量を減らすことが可能です。

例えば、透析不足や栄養不足による貧血も、しっかり透析してしっかり食べれば改善に向かいますので、薬を使わないですむようになる可能性が高くなります。

また、しっかり透析すればカリウムも十分に除去できますので、吸着薬は不要になるでしょう。皮膚のかゆみといった透析不足で起こりやすい不快な症状も回避できますので、その分の薬も減らすことができます。つまり不要物が体の中に蓄積するリスクが低減されるのです。

薬が減ることは、精神的な負担も軽くします。飲み忘れの心配も少なくなりますし、なにより大量の薬を前にうんざりすることもありません。薬の量が多いとどうしても、「自分は病人だ」と意識せざるを得ず、それが日々の活力をそいだり、目標をもって生きていこうとする気持ちにブレーキをかけたりします。高ＨＤＰで服薬の量が減ることは、人生に対し前向きになることを助けるなど、精神面でも大きなメリットとなります。

④高ＨＤＰは「透析中の体調不良」も解消する

今までの患者へのヒアリングを通して、「透析の最中に具合が悪くなること」がとてもつらいとの声もたくさん届きました。

足がつった、息苦しくなった、血圧が下がり意識が遠のいた……透析室で急に具合が悪くなり、怖い思いをした経験は誰でも一度はあると思われます。

透析を行うたびに、体内の余分な水分や毒素が短時間で除去され、体内環境が変わります。その変動幅が大きいほど、体にはストレスとなり、先述のさまざまな体調不良のもとになります。

でも、普段から高ＨＤＰ、つまり十分な透析が行えていれば、１回ごとの変動幅は当然、小さくなります。したがって体への負担も少なくなり、不調が起こりにくくなります。

一言でいえば、「体に優しい透析」。それが高ＨＤＰなら可能になるのです。

実際の例をご紹介します。図7は私がプロデュースした透析施設で、4時間の透析を週3回から週4回へと回数を増やした患者の、透析時に計測した血圧の推移と貧血を示したものです。4回に増やしたことで、ＨＤＰは64に。最適ラインとされる72には届いていないものの、標準的とされる透析でのＨＤＰ＝36は大きく上回っています。

貧血、血圧いずれも、週4回になったのを境に、数値が改善しているのが一目瞭然です。

⑤高ＨＤＰで「ストレス」全般が減る

透析患者が日々感じているストレスは、ＨＤＰの違いによって変化があるのか――そこの件について、2つのクリニックの協力のもと、調査を行いました。

ここでは施設血液透析を行っているＡ、Ｂの両クリニックの患者にアンケートをお願いしました。「体調」「仕事」「家庭」「クリニック」「将来」の5項目に対して、ストレスの有無を回答いただき、1人あたりのチェック数でデータ比較をしています。

次の円グラフ（図8）は、両クリニックに通う患者の、ＨＤＰスコアの分布です。Ａク

［図7］　週4回透析を導入した患者（HDP=64）の貧血と血圧の推移

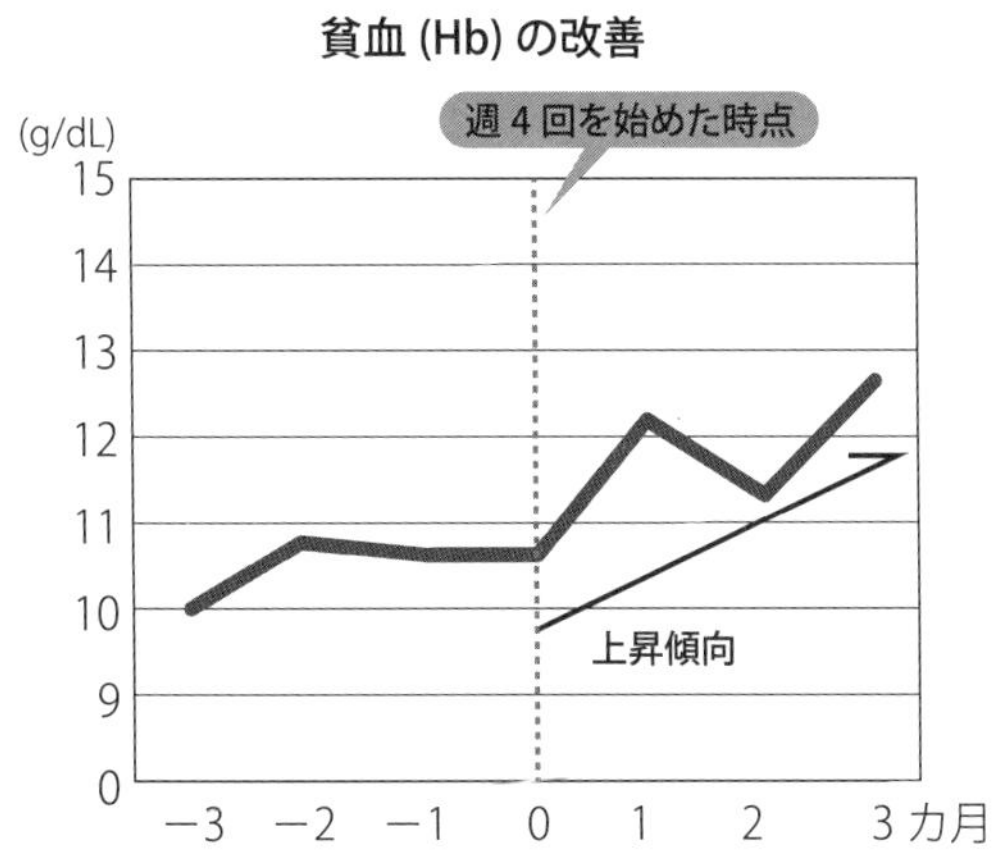

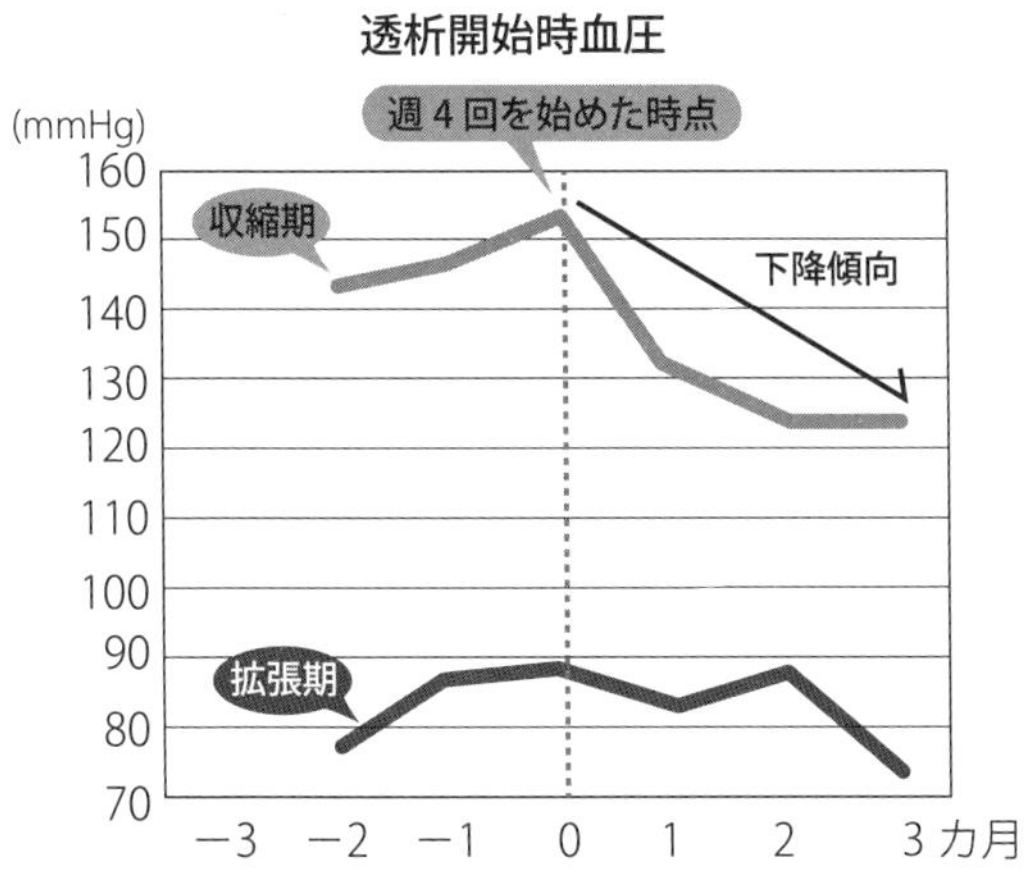

リニックではＨＤＰ36～45未満の患者が70％を占めている一方、ＢクリニックではＨＤＰ45～72未満が過半数を占めています。さらに72～１９９未満まで含めると80％以上であり、高ＨＤＰの患者が大多数を占めています。

［図８］　クリニック別HDPスコアの分布

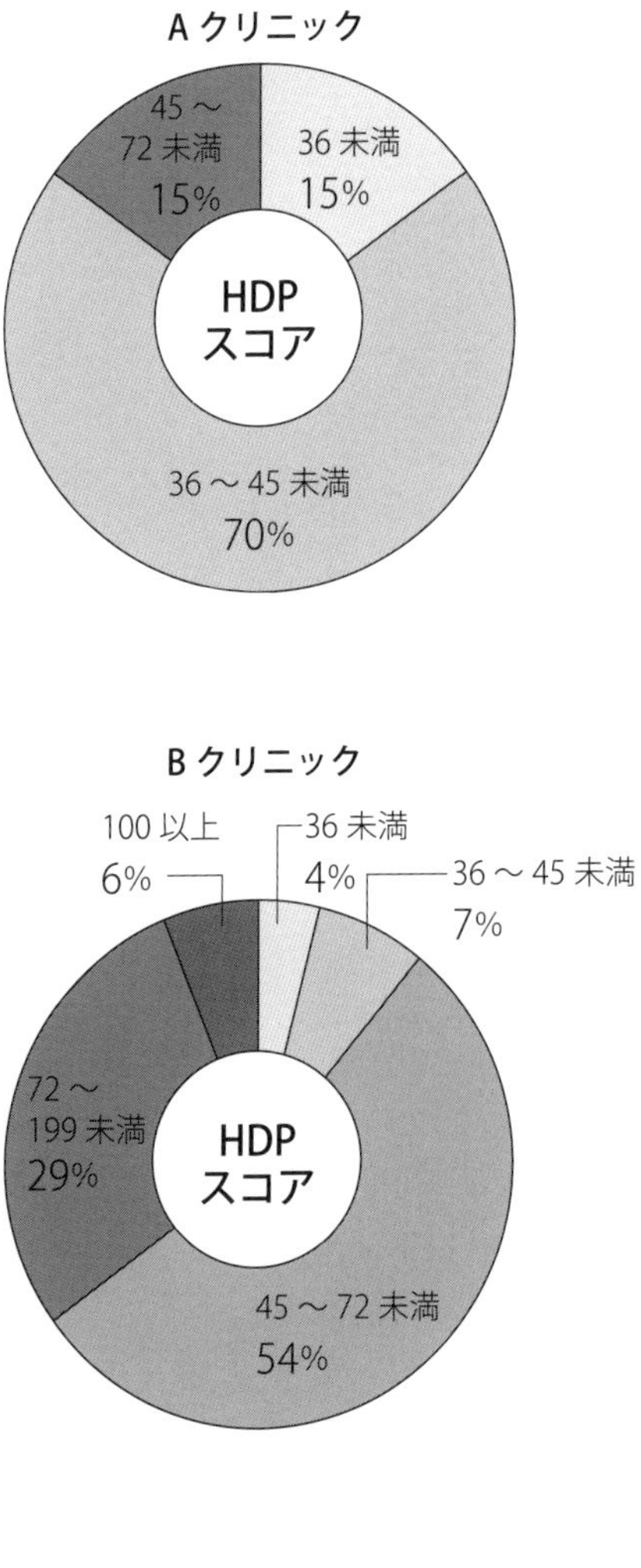

［図９］　一人あたりのストレス項目チェック

	Aクリニック 回答数＝134	Bクリニック 回答数＝85	２院の差
体調に関するストレス	1.58	1.25	0.34
仕事に関するストレス	0.9	0.59	0.31
家族に関するストレス	1.13	1	0.13
クリニックに関するストレス	0.93	0.65	0.29
将来に関するストレス	0.88	0.84	0.05

もう一つの表（図９）は、ストレス項目チェックデータです。すべての項目において、高ＨＤＰの患者が多いＢクリニックのほうが低くなっています。特に「体調」に関するストレスの差が大きく、「仕事」や「クリニック」に関するストレスも高ＨＤＰのほうが少ないことをデータは物語っています。

さらに驚いたことには、「体調」に関するストレスは、Ｂクリニックの実に35％以上の方が「ストレスがまったくない」と回答しているのです。調査した私としてもここまでとは予想できませんでした。かつて聞き取り調査で多くの方が挙げていた「透析中の体調不良」の悩みが、高ＨＤＰならきれいに解消され、ストレスを感じずにすんでいます。これは何にも代え難い、大きなメリットではないでしょうか。

◇服薬が減り、体調も改善。日常生活への意欲が湧く

「体調が見違えるほど良くなり、仕事の集中力が以前とは全然違うんです」
「体全体のだるさがとれて、むくみもなくとても楽になりました」
「血圧が安定して、降圧剤が処方から外れました」
「頭がクリアになって、仕事がサクサク捗《はかど》るようになりました」

これらは、標準的な透析から長時間透析や頻回透析といった高ＨＤＰ透析に切り替えた患者からの声の一部です。

なかには、「性格が明るくなったと、周囲から言われるんですよ！」とうれしそうに話す人もいます。体調が良くなれば仕事も日常生活もアクティブに、前向きになれますし、高い成果が上がるとか、人間関係が良好になるなど、得られるものも多くなることはいうまでもありません。このほかにも、

・やる気が出てきた

・よく眠れるようになった
・頭も気分もすっきりした
・皮膚の色素沈着がなくなった
・貧血が改善した
・食事制限が不要になって、家族と同じものが食べられることがうれしい

など、枚挙にいとまがありません。

ほかにも、足のつり、かゆみ、血圧の急変動といった、透析中に起こりやすい体調不良も大幅に低減していることが、私が実際に聞いた患者の生の声からも明らかになっています。

このように高HDPの透析なら、健康上の悩みが減ることで日常生活のストレスが芋づる式に減っていき、QOLの高い生活が送れるようになるのです。

透析医療は今も、「合併症を適切に予防・管理することで予後の延長を図る」ことばかりに目が向けられているように思います。そこに、「元気になること」という視点がある

か、といえば首をかしげざるを得ません。

人間は、ただ命があればいい、というものではありません。快適に、幸せに生きていくことも含めて、透析をしていてよかった、と思えるものではないでしょうか。

仕事も趣味もやりたいことができ、楽しみや生きがいをもって人生を送る——透析をしていても社会と積極的な関わりをもち、貢献していける。これが今後の透析のあるべき姿だと考えます。

なお、海外ではすでに多くの施設が、高HDPに着目した〝しっかり透析〟すなわち長時間や頻回での透析スケジュールを導入しています。

例えばカナダには連日夜間睡眠中透析（週6回×1回8時間）を積極的に進めて健康時状態を検証する集団研究の実績がありますし、ニュージーランドやオーストラリアには透析設備を備えたコミュニティハウスがあり、患者が自由に行き来して各自で好きなだけ透析をするという施設もあると聞いています。

タイのバンコクには、365日オープンの透析施設があります。日曜日も透析ができ、

［図10］　さまざまな施設血液透析療法

透析方法	治療内容
頻回透析	週４回以上、透析を行う方法
長時間透析	週３回、１回６時間程度を目安に（週18時間以上）透析を行う方法
オーバーナイト透析	夜間の睡眠時間を利用し、７〜８時間の透析を行う方法

患者の9割は仕事を持つ方。透析後に仕事をする方が多いため、施設は朝の4時30分から開いているそうです。

オランダやフランスにも、個人差を考慮した長時間、頻回透析を受け入れている施設があります。こちらについては私が実際に現地で視察をしており、ビジネスセンターかホテルかと見間違うほどの環境や設備に驚かされました。

日本にも昨今、患者の予後向上や生活のしやすさを考慮した、よりフレキシブルな施設透析の選択肢が増えてきています。

週3回にとらわれない連日・隔日透析、1回6時間以上行う長時間透析、施設に寝泊まりして就寝中に行うオーバーナイト透析などです。

これだけ透析者数が増えている日本ですから、患者も透析の知識をつけ、自分がここなら「元気で長生き」できると思える透析施設を求めていくことが、透析医療全体のレベルアップにつながると私は考えます。

透析は命綱。命がかかっているのですから、「すべてお任せ」と施設に委ねてしまうのではなく、透析を受ける側も厳しい目をもって施設を選ぶべきなのです。

◇透析中のつらさは、高HDPの透析で改善できる

透析は、できればしたくないもの、と思っている人にとっては、こうした長時間透析や頻回透析のやり方に対して、もしかしたら「今より長時間、今より回数を多く透析しなければならないなんて」と負担に思うかもしれません。

今、標準的に行われている4時間透析で多くの方が悩まされている、悪心やかゆみ、手足のつりなどのつらい思いが6時間も続くとしたら確かに、誰でもいやだと思うでしょう。

しかし、それは大きな誤解です。というのも、ここに挙げた長時間透析や頻回透析等の新しいやり方は、その「当たり前」を変えてくれるものだからです。

つまり、ゆっくりじっくり、あるいはこまめな透析により、今の透析につきものといっても過言ではないさまざまなつらさを格段に減らすことができるからです。

確かに、長時間透析の場合は拘束時間が長くなってしまうのは事実です。しかしその分、穏やかに除水していきますので、体が楽なのです。しかも、十分に除水できますから透析後の体調も良くなり、次の透析まで快適に生活することが可能です。

これも、こうしたやり方が高ＨＤＰであるからこその、良好な健康結果なのです。そしてこれが毎回続いていけば、命を脅かす将来の合併症リスクも大きく減らすことができる、というわけです。

長時間透析や頻回透析は、今のような「つらい」透析が長時間になったり、頻回になったりするわけではありません。今がつらい、と思っている人にこそ、勧めたい透析方法なのです。

図11を見てください。これは数年前、透析患者とそのご家族を対象に、長時間透析や頻回透析といった高ＨＤＰを目指した新しい透析スタイルについて講演会を行ったあとのア

［図11］　理想の透析スタイル

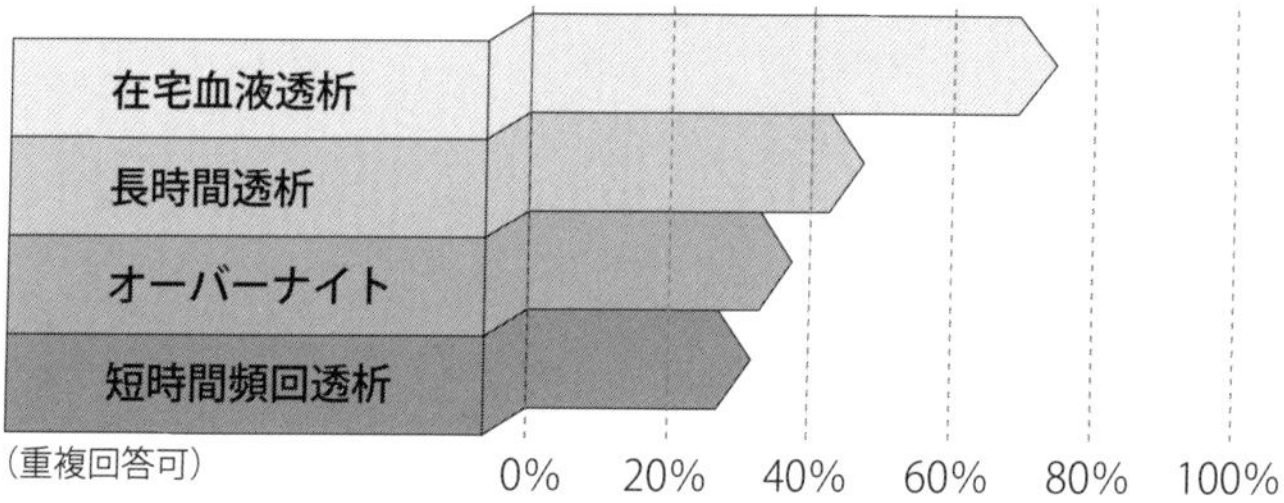

（2008年3月実施の講演会後アンケート結果より）

ンケート結果です。出席された患者は標準的な施設血液透析を受けている方ばかりですが、このように講演会後、どんな透析が自分にとって理想かとお訊ねしたところ、4割以上の方が長時間透析・在宅血液透析と回答しています。なお、在宅血液透析は文字通り家で透析できる方法ですので、施設よりも長時間の透析が可能です。

理想はあくまで理想ではありますが、まずは「知ること」が重要です。

ほかの可能性を知ることで、少なくとも、今受けている方法が自分にとって満足のいくものかを改めて見直すきっかけになります。決して満足のいくものではない、と思い至ったら、「透析方法を替える」「透析施設を替える」といった、それまでに頭にはなかった選択肢が見えてくるはずです。

人は「選択肢がある」だけでも将来に対して前向きに考えられるようになります。「これしかない」「これを続けるしかない」ではまさに管理、束縛された人生になってしまいます。自分で考えたり、選んだりするのは面倒だし、荷が重い……と感じる人もいるかもしれませんが、人に決めてもらう、人に選んでもらう人生では悔いが残ります。これまでの透析医療では「当たり前」とされてきた考え方を少し変えることで、人生が大きく変わるほどの健康効果をもたらすことができる。そう考えた私が、透析患者の新たな選択肢の1つとして提案するのが「セルフ透析」です。これは、今の標準的な透析とは一線を画した、国内でも先駆けとなる透析方法です。これまで透析中心、透析ありきで縛られていたライフスタイルが、より自由になり、これまでの過ごし方をダイナミックに変えることも可能です。

コラム

透析患者の就労状況

透析をしていても、それが十分な透析であり元気であるなら、健康な人とそう変わらずに仕事をすることが可能である――長時間や頻回、在宅透析に力を入れている医師は皆口をそろえますし、私も同じ考えです。

ましてや日本では少子高齢化に伴い、15歳から65歳未満の年齢に該当する「生産年齢人口」が減少し、労働力の確保が喫緊の課題となっています。透析患者の就労や社会復帰をサポートする体制が整うことは本来、とても望ましいはずですが、まだ十分整っているとはいえない状況です。

日本透析医会、全国腎臓病協議会、統計研究会が、3者共同で2016年に行った、就労に関するアンケート調査によれば、透析患者の66%が「就労していない」という回答でした。このなかにはわずかですが、学生も含まれます。

生産年齢（60歳未満）に入る透析患者のうち、男性で仕事をしていない割合は30～40%にのぼり、40歳未満の女性でも40%以上が仕事をしていないとの結果でした。そして高齢になるほどその割合が高くなる傾向は男女とも同様でした。

現在の就労状態が「仕事をしていない」（または「学生」）である人に対し、就労意向を聞いた項目では、「仕事をしたいと思っているが、仕事に就けないでいる」が40％以上で、60歳未満の男性では70％以上、60歳未満の女性で40％以上が、そのように回答しています。

意欲があるにもかかわらず働く場がない、というのはつらいものです。日本透析医学会で生活活動度を調べたデータによると、60代男女の78％、4人に3人以上が透析を受けていても無症状、あるいは軽度症状と答えており、透析を受けていても体調にそう不安がないにもかかわらず、働く場が見つかりにくい実態が浮かび上がってきます。これは今後、労働人口の減少が加速化される日本において、非常にもったいないことであり損失だと思います。

とはいえ、人の体調は、健康な人であっても多少の波があります。まして透析患者であれば、「無症状」や「軽症」とはいっても問題ない状態、とも言い切れません。また、透析患者が労働しにくい環境や職種といったものもあると思います。

［図12］　透析患者の就労状況

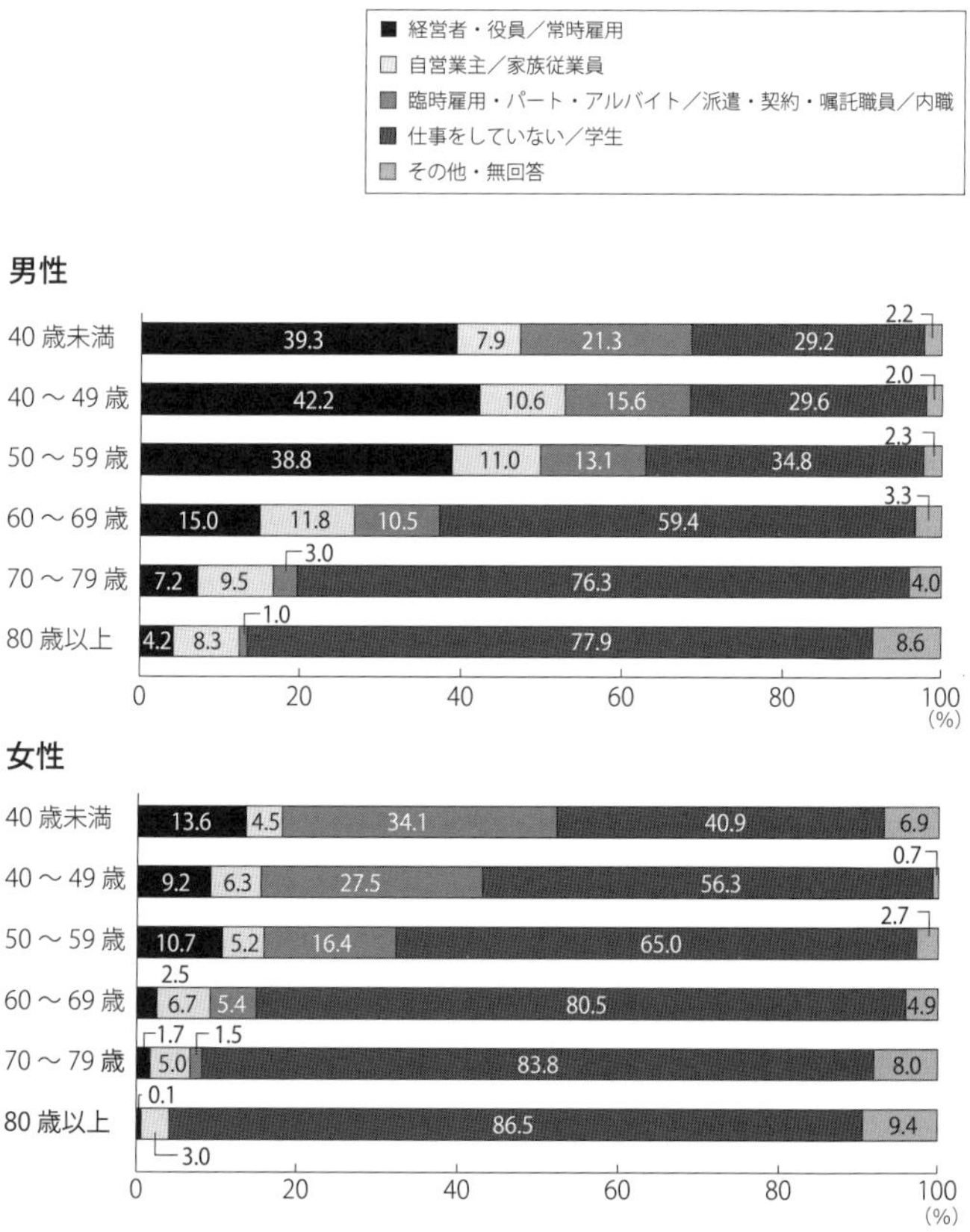

［図13］　透析患者の就労の意向

（仕事をしていない、と回答した人を対象に、就労意向を聞いた調査）

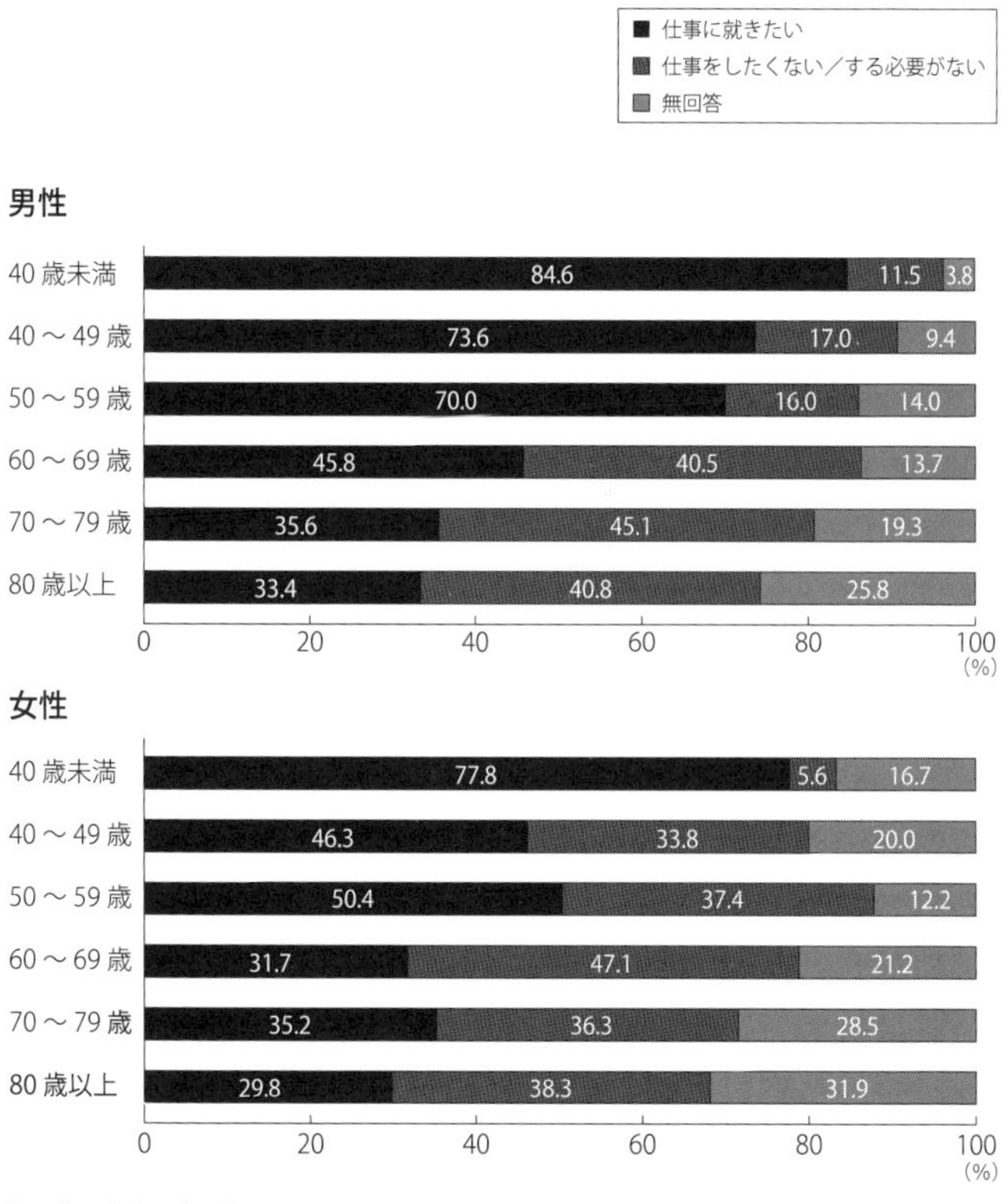

（日本透析医会「2016年度血液透析患者実態調査報告書」より）

ですが透析者のリスクだけで働くチャンスが狭められてしまわないよう、国や自治体の制度なり、事業者側の受け入れ態勢なり、雇用する側がもっと考慮するべきではと、私は考えています。

周知のとおり、日本は少子高齢化により、労働人口の減少に歯止めがかかる見通しが立っていない状態です。もし就労意欲がありながらその機会が阻まれている透析患者が、社会で活動できるようになれば、国の生産人口も増えますし、それだけ経済効果も見込めます。

国は75歳定年制の検討もしており、いわゆる現役とされる年齢は今後引き上げられることが予測されます。透析患者においては、透析導入の平均年齢が70歳であることを考えれば、現役世代でありながら透析のために就労が阻まれる人が今後増えていくことも懸念されます。

透析患者のＱＯＬを高めれば、就労人口も増え、国にとってメリットが大きいと考えます。

第3章

自ら透析行為ができれば、効率的に透析時間を確保できる　自由と健康を手にする新たな治療スタイル「セルフ透析」

◇「在宅血液透析」にこれからのヒントがある

「長時間、頻回」を突きつめていくと、理想は「毎日透析ができること」になるといえます。生体の腎臓は24時間365日働いているわけですから、理論上は、それにできるだけ近づければよいわけです。

もし一日中、24時間透析できるとしたら、健康な人と同じように食べても、水を飲んでも、余剰分を溜め込むことなく排出が可能ですので、数々の合併症リスクは劇的に下がるでしょう。大きな体格の人も小柄な人も、若い人も高齢であっても、たっぷりと24時間かけて除水ができますので、今のように4時間という限られた時間内で無理して除水することがなくなり、透析中や透析後の体調不良もなくなるはずです。

しかしこれはあくまで理想論で、仕事や生活をしながら24時間透析を受けるのは、今の血液透析技術では非現実的と言わざるを得ません。

その第3の透析アプローチとして、腹膜透析という透析方法があることを知っている人もいるかと思います。自身の腹膜を使って、腹腔内に透析液を出し入れし血液に溶け込んだ不要物や水分を取り除く透析方法です。英語でperitoneal dialysisといい、ＰＤと略して呼ばれることもあります。

この透析方法では基本的に、自分で透析液の入ったバッグを取り替えます。また、夜間に自動で透析が行える装置を使う方法もあります。よって、24時間の透析は可能ではあります。ただ、その人の腹膜やその他の身体状態により行えなかったり、生体の腹膜を使うので経年により機能が低下し、いずれは血液透析に移行せざるを得なかったりなどの制約もあり、普及状況は透析全体の３％程度にとどまっているのが実状です。

さて、そうなると、血液透析で最も理想に近いのは「在宅血液透析」といえます。在宅血液透析とは、簡単にいえば、自宅に透析器械を設置し、患者が自分で透析を行う方法のことです。

「えっ、医者がいなくてもいいの!?」「自分でできるの!?」と驚く人もいるかもしれません。透析は、患者本人であれば、自分自身に対しては、医師や看護師免許をもっていなくてもできるのです。行うための資格を取る必要もありません。在宅血液透析を行っている医療機関でトレーニングを受け、回路の組み立てや器械の設定、穿刺などをマスターすれば、技術面だけでいえば誰でも行うことができるのです。

さて、施設血液透析は、保険適用になる上限が月14回まで、と決まっていますが、在宅血液透析では何回行っても医療費の自己負担は変わりません。連日や隔日での透析も可能です。

つまり、家で必要なだけ透析ができるのです。当然、施設に通うよりも回数や時間を多くできますから、しっかりと、十分な量の透析が可能になる、というわけです。

施設透析ではどうしても時間拘束が患者の大きな負担になります。「自由になる時間が少なくなる」「もっと趣味に打ち込める時間が欲しい」「家族や友人と出かける予定が立てにくい」……こうした時間のやりくりにまつわる悩みは、施設透析での患者につきものです。

しかし在宅血液透析なら、自分の生活スタイルに合わせて、透析スケジュールを組むことができます。自分の自由な時間で透析ができるのです。透析を患者自身でやるということはつまり、穿刺や機械操作を自分で行うということで、「自分には無理」と思う人もいるかもしれませんが、それは「知らない」だけだと思います。

透析はすべて施設で看護師・技士任せにしている。何が行われているのか、どういう操作をしているのか分からない。だからいきなり自分でと言われれば怖い。そう直感的に思ってしまうのは、仕方がないことではあります。

でも、国内では2019年末の時点で、約760人もの人が自分で透析をする方法をマスターし、在宅血液透析を行っています。あまり知られていませんが、国内の在宅血液透析は約40年もの歴史があるのです。

私自身、HDPを知ってからは、理論的には在宅透析が長時間・頻回ともに満たせる「しっかり透析」ができる理想の方法であると確信し、在宅透析を推し進めていた時期もありました。しかし、なかなか普及していかないのが実状です。好きな時間に、好きなだけ透析ができる理想的な方法にもかかわらず、施設血液透析の比にならないほど少ない人数です。その理由は、自宅に透析機器を設置するスペースやそのための改装工事が必要なこと、介助者が必要なことといった導入条件のハードルの高さにあります。

特に、私が重点的にコンサルをしていた東京エリアでは顕著でした。賃貸住宅にお住まいの方が多く、80㎏を超える透析機器や透析液等の材料を置くための、床の強化といったリフォームが困難なことや、一人暮らしで介助者がいないことなどが足かせとなり、断念せざるを得ないケースが相次ぎました。

海外の先進国でも近年、在宅血液透析の普及が急激に伸びているそうですが、やはり住宅事情など、課題は共通しているようです。

在宅透析ができれば、長時間・頻回で「しっかり透析」がかない、しかも施設が立てたスケジュールに縛られることなく、時間の融通が利きますので、患者の生命予後や生活の質を大きく改善させることが可能です。しかし、在宅血液透析の機器や配管を入れられるような住居でなくてはいけなかったり、介助者と同居していないといけなかったり、といった問題は、人によってはどうにもなりません。また、「もし何かトラブルが起こったら」というリスクへの不安が何よりのハードルとなります。

それでは、在宅透析以外の方法で「しっかり、かつ自由に」が実現できないものか――考えた末に生まれたのが「施設で、在宅と同じような透析をする」アイデアだったのです。

◇理想は患者主導「自分ファースト」の透析

それは、一言でいえば「医療機関主導の管理主義的なやり方を変える」ということです。

今の日本の施設透析で当たり前のように行われているスケジュールの一律管理をやめ、施設に通いながらも個々人が自分の都合に合わせて、好きなだけ、透析ができるようにすれば、患者にとって効率よく時間の確保ができるのではないか、と私は考えたのです。

施設に通う必要はありますから、在宅よりは制約があるものの、今の施設透析のように、「月水金、火木土の午前または午後」といった決まった時間枠にはめこまれずに、自分の都合の良いときに施設に行けるようになれば、時間の有効活用ができ、格段に自由度が高くなるでしょう。今日は残業後に、次回は会社が休みだから昼間の空き時間に、と自分の都合を優先させて、透析スケジュールを調整することができるのです。

セルフ透析、という言葉に対し自分で「しなければならない」とネガティブな印象をもつ人もいるかも知れませんが、セルフ＝自分でできる＝自分の都合を優先できる＝自分本位、「自分ファーストの透析」であるととらえれば、印象が変わります。

現在、多くの医療機関で標準的に行われている「週3回×1回4時間」の透析は、例えるなら既製の靴のようなもの。透析時間や回数だけでなく、血流量や除水量、透析中の薬剤量なども、その日の患者の状態に合っているのか検討されず、毎回同じようになされている「おしきせ」の可能性が高いです。

患者の体調は日ごとに変動します。時には水分を取りすぎてしまった、カリウムやリンの取り残しがないか心配、という日もありますが、大きな体調の変化がなければ「いつもと同じ」設定のまま、というところが大半です。

検査の数値で現れる以上に、人は自分の体調変化のサインには敏感です。「今日はもう少し長く透析してほしい」と思っても、医療機関がそう判断しなければ患者は従うしかありません。透析のメニューに、自分を合わせなければならないのです。つまり、透析量に合わせて食事や水分の調節を人間側がしなければならない、というのが現状の透析の発想です。

でも、そのやり方では良好な健康結果を生みません。それどころか健康面から生活面、将来のことに至るまでのさまざまなストレスにつながっているのです。

この状況を打破するには、発想を１８０度転換することが必要と考えています。すなわち「一律の透析に患者を合わせる」のではなく「患者の状態に透析方法を合わせる」のです。その具体策が、「自分に合わせて透析のプランを立て、実行する」セルフ透析なのです。

◇「セルフ透析」のメリット

①自分の体の状態に合った「しっかり透析」で健康状態が良くなる

高ＨＤＰの「しっかり透析」が生命予後を良くすることは、データ上でも明らかになっています。

海外の研究で、生存率の高さ、という観点から見比べたものがあります。同じ週3回の透析でも、透析時間が長くなると圧倒的に生存年数が長くなることが示され、論文発表されています。なお、頻回に透析すれば1回あたりの時間は短くても、週3回×1回4時間

［図14］　透析年数と生存率の相関関係

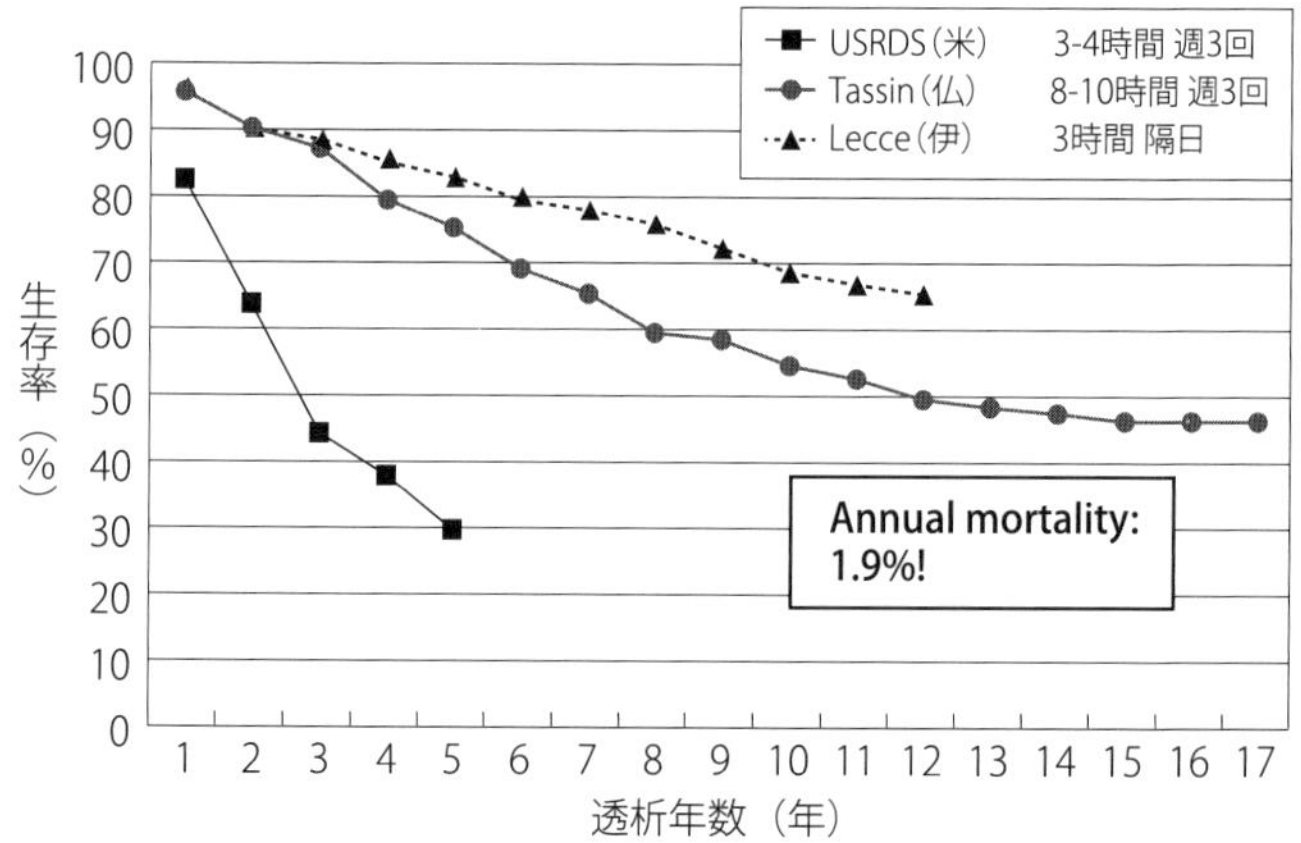

参考文献：Mastrangelo F, Alfonso L, Patruno P, et al.
Nephrol Dial Transplant 1998; 13 (Suppl. 6): 139-147

のスケジュールで行う透析よりも生存年数が長くなることも明らかになっています（図14）。このほかにも、同じように長時間、頻回の透析で予後がよくなることを示す研究報告が複数、あがっています。つまり、HDPと生存率とは比例しているといえるのです。

在宅血液透析なら、自分の生活に合わせて都合の良い時間に必要なだけ透析ができますので、長時間透析や頻回透析などの「しっかり透析」が可能です。セルフ透析の場合、施設に通う必要はありますので、在宅血液透析よりは自由度が落ちますが、自分で時間や回数の設定ができるので、やはり「しっかり透析」が可能といえます。したがって、セルフ透析も生命予後の延伸が十分に期待できる方法といえます。

時間が限られている施設透析では、透析だけでは追い付かない排泄機能を薬の力で補わなければならず、何種類もの薬を毎日飲み続けなければならない人も少なくありません。それに対しセルフ透析なら、一日おきといった頻回透析も、1回6時間以上の長時間透析も行うことができます。そして、回数、時間とも、一度決めたら変えられない、ということはなく、その日の自分の体調に合わせて「今回はちょっと短め」「今回は長時間でしっかり」といった融通が利きますし、10分、15分といった細かい単位での時間調整もできます。過剰な水分や不要物をしっかり排泄できるので、合併症リスクを抑えられ、薬の種類や量も減らすことができるのです。薬を代謝する肝臓にも優しいといえます。

そして都度しっかり排泄できるということは、体内の環境の変動も緩やかになるということなので、血圧が急に下がったり、貧血を起こしたり、気分が悪くなったりといった標準的な透析で起こりやすいとされる症状が抑えやすいというわけです。

老廃物の除去効率がよくなれば当然、水分や食事制限も緩和されます。ご家族や友人との食事の場で、自分ひとりだけ別メニュー、自分だけ食べられない、といったわびしい思いをしなくてもすむようになります。

このように、セルフ透析は予後においても、ＱＯＬの面でも、メリットの大きい透析スタイルといえます。

②自分の生活に合わせて透析できる

ほとんどの施設透析では、施設のスケジュールが優先され、それに合わせて自分の生活の予定をやりくりする必要があります。

しかし、セルフ透析なら、自分の都合に合わせて透析の予定を組むことができます。その分、施設のスケジュールに振り回されるストレスがなくなります。

透析そのものにかかる時間は変わらなくても、好きな時間に設定できますので、施設から指定されるのとでは精神的に大きく違います。

特に、就労している透析患者にとっては、仕事のスケジュールを優先させて透析を行う時間を決めることができるので、仕事をしやすくなります。今、休職している人も社会復帰しやすくなるでしょう。

就労しながら透析を受けている人は、常に「このまま働き続けられるのか」といった不安を抱えています。仕事を早く切り上げなければ……とか、透析のために休みをとらなければ……と、透析と仕事との板挟みが大きなストレスとなっています。

その点、時間の自由が利きやすいセルフ透析は、仕事と透析との両立がしやすいので、余分なストレスがなくなります。それは体にも好影響を与えると思うのです。

セルフ透析は生活の質（ＱＯＬ）を高めることができる方法といえます。

③能動的に自己管理ができるようになる

セルフ透析では施設で医療スタッフが行っていることを、自分でできるようになる必要があります。

こう聞いただけで「自分にはできない！」と拒否反応を起こしてしまう人もいるかも知れませんが、実は技術的なことはたった3点、「回路の組み立て、穿刺、数値の設定」だけです。もちろん各項目とも細かい手順はありますが、医療者でなければ覚えられないものでは決してありません。

私がプロデュースしているセルフ専門の透析施設では、60代、70代の方でも自分でさっさと回路を組み立て、穿刺をしています。

医療スタッフと同じことをすると聞いて、腰が引けてしまう人もいるかも知れませんが、少なくともこの施設ではセルフ透析を希望した方で、習得ができず断念した人は一人もいません。

自分でできるようになると、自分の体は自分でコントロールするという意識も高まるものです。何事も、受け身でいるとなかなか身に付かないということはあると思います。透析も、医療スタッフに器械の設定や操作をすべてやってもらっていると、なぜこの数値なのか、とか、何がどうなったら体にいいのか、あるいは良くないのか、がよく分からなくても済んでしまうので、なかなか自分で知ろう、覚えようとする気持ちになりにくいものではないでしょうか。自分で透析ができるようになれば、腎臓のことや自分の体に対する知識が深まるだけでなく、慣れてくれば体調の変化に対する感度も高くなります。カラダからのメッセージがよく聞こえるようになるのです。

そうすれば、「今日は水を多めに引いたほうがいい」など、より自分の今の体調に望ましい設定ができるようになってくるので、体調改善、健康向上に手ごたえが感じられるようになります。つまり、セルフ透析を行うこと自体が体に良い透析であることに加え、能動的に自己管理ができるようになるのでより高い健康結果が得られる、というわけです。

継続するほどに、体調が良くなり、それを自分でコントロールできていることで、自分に自信がもてるようになります。ここまでくるともはや透析は決して人生の足かせではなく、むしろ自分を成長させてくれるもの、と、とらえられます。「透析になったら人生終わり」とは真逆の世界が、セルフ透析なら開けていく可能性が十分にあるのです。

◇透析施設で、セルフスタイルをとるべき理由

セルフ透析を行うためには、自分で自分を治療する＝自分のことは自分でできるようになる必要があります。施設でも自分自身で透析行為を行うべき理由は次のとおりです。

まず、セルフ透析では、施設に入ってから医療スタッフを待つ必要がありません。透析開始までの待ち時間がなくなるということです。私がプロデュースしている施設では、所定の場所から透析液や穿刺針等の必要な器具を受け取り、装置のあるブースへ行けばすぐに自分で準備し透析をスタートさせることができます。

次に、待ち時間のストレスが減ります。これまではベッドに入っても医療スタッフが穿刺するまで、15分ほどは待たされました。しかしセルフ透析では自分で穿刺できれば時間の無駄がないし、透析前後の予定など、一日のスケジュールも立てやすくなるというわけです。

セルフ透析は、「施設透析において患者の透析量を最大限に増やし、高い健康結果を導きQOLを向上させるにはどうしたらよいか」という課題の解決策として考え出された方

法です。それには、在宅血液透析と同等の自己管理能力を身につけ、今の施設透析の「しばり」にとらわれずに透析量を増やす（＝HDPを高める）ことが最善策である、と私は考えます。

一方、セルフ透析は施設透析のメリットも備えています。それは、医師やスタッフが施設内にいる、ということです。何かあればサポートしてもらえ、在宅血液透析とは異なりアラームやトラブルが発生しても対応してもらえるので安心して透析ができます。

さらに、費用面でも在宅血液透析に比べれば安価ですみます。というのも、在宅血液透析では水道代や電気代は患者負担になるからです。ご存知の通り透析では大量の水を使いますので、水道代は個人差があるものの2万円程度／月がだいたいの目安です。それでも、毎回の通院にかかる時間や費用等を考慮すれば、在宅血液透析のメリットは計り知れないというのが私の考えですが、セルフ透析ではこの費用面も負担が少なくなります。

在宅血液透析にできるだけ近い透析量を目指し、かつ、費用は抑えられ、スタッフが側にいる安心感がある、「いいところどり」を実現した透析方法が、セルフ透析なのです。

◇個々人の体格や体調、ライフスタイルに合わせた透析スケジュールを

個々人の体格や体調、ライフスタイルに合わせて個別のスケジュールで行えるセルフ透析は、多様性を認めることに重きがおかれ始めた現代の価値観にも合っている方法と考えます。

日本人のライフスタイルも着実に変化してきています。働き方も、昔のように毎日会社に出社するサラリーマンが普通、ということもなく、コロナ禍によりリモートワークという新しい働き方も浸透し、多様化してきています。

組織のあり方も、昔は大勢をいかに効率よく束ねて総力戦で力を発揮できるか、ということに主眼がおかれていましたが、経済成長が鈍化した今は、組織を構成する一人ひとりの個性をいかに活かすかが競争社会で勝ち残るための重要な視点であるとの認識が、経営陣に根づきつつあります。

ところがそんななかにあって医療界だけは、まだ旧態依然であると痛感させられることが多々あります。つまり、秩序が絶対的な世界です。ルールやマニュアルから外れたケースは非効率的であるとして排除されてしまうのです。

本来、医療は一人ひとり病状も年齢もライフスタイルも何もかも違う患者に対応していくのですから、最も多様性に対し調整能力があるかが問われる分野だと思うのですが、実際にはいまだ「集団」としてとらえ、集団としてどう扱うかばかりに目が向いているように思います。そのために患者の個性の部分は考慮されなくなってしまうのです。透析は特にそうです。体格が良い50代の男性と、小柄な80代の女性が同じ「週3回×1回4時間」で同じ健康結果を生み出せるわけはありません。しかし施設は「月水金または火木土の午前または午後」といったように時間割が決まっており、患者がその枠のいずれかに当てはめられてしまいます。

ここでいう時間割、枠とはすなわち「秩序」です。枠からはみ出そうとすると「秩序を乱す」ものとして例外視され、対応を嫌がられます。

セルフ透析は、そんな透析医療にはびこる古びた価値観にとらわれない、より高次の、患者の多様性を受け入れたやり方です。これからの日本の価値観、世界の潮流にマッチしたやり方なのです。

◇患者主体の透析は健康結果を生む

新しい方法では、患者に主体性をもつことが求められます。つまり自分で自分の健康をコントロールする自己管理の意識を強くもつことが求められるということです。

そして、これもセルフ透析を始めると、自然に無理なく身に付き、できるようになっていきます。

透析患者が自己管理、と言われて真っ先に思い浮かぶのは「水や食事のコントロール」かもしれません。

水は一日600ccまで。飲み過ぎないように氷を入れてかさ増ししたり、塩分を控えたり、カリウムを減らすために野菜はすべて茹でてから調理したり。透析患者であれば誰もが知っていることです。

これも自己管理であることには違いないのですが、私がここで言いたい「自己管理」とは、透析のしかたそのものに対してです。「自分の状態だと、どのくらい透析をしなければいけないのか？」「もっと元気になるには、どんな透析をしたほうが良いのか？」それをまずは自分で考えることこそが、自己管理の第一歩だと思うのです。

というのも、患者の食生活やライフスタイルを一番分かっているのは、患者自身だからです。今の主治医が、患者のことを分かっていないというつもりはありません。バイタルや合併症の状態など、診察や検査で分かり得る体の状態は把握できるかもしれません。

しかしその患者が普段どのように過ごしていて、今後はどのように生きていきたいのかまで知るには限界がありますし、知ったとしても標準的な「週3回×1回4時間」の枠から出ない透析では、その範囲内で多少の融通をつけるといっても限界があります。みな同じ、型通りの対応になりがち、ということです。今の施設透析に委ねている限り、医療機関主導、医療機関の都合で管理されなければ透析を受けられないのです。

自分のことを一番よく知っている自分こそが、最適解を導くことのできる適任者です。

そして、高い健康結果を生み出す透析のためには「治療の主役は患者」であり、「医療者は患者のサポーター」であるべきと考えます。患者自身がどのような生活を望み、どのような人生を送りたいかを考えて、自分で透析方法を決める、ということです。

なお、患者のサポーターである医療者はどうあるべきかといえば、医療者は患者を自分の都合のよいやり方にはめることなく、患者の透析量が十分になるようなやり方を支持すること、そしてそういった自己選択ができるよう、患者の自立をサポートすることだと思うのです。

患者の自立と、医療者のサポート。この2つがそろって初めて、患者のＱＯＬを高めるよい透析ができるといえます。

◇自分の人生は人任せにしない

「そう言われても、自分はもう歳で新しいことも覚えられない」

「もともと自分は面倒くさがりで自己管理できる自信がない」という人でも、何歳になっても能力を伸ばすことができます。成長できるのです。これは「成人発達理論」といい、企業内のマネジメントや人材育成の分野にも取り入れられています。

この理論のなかで、人には自己中心的↓他者依存↓自己主導（自分の個性を認める）↓客体化といった成長段階があるとされています。自分のことしか分かっていない、自分がすべてである、という人は組織や社会のなかではなかなかやっていけませんが、集団をつくると自分をおし隠して忖度しながらそのなかでうまくやっていこうとします。しかしこの段階ではまだ未熟で、次第に成熟していくと、自分の個性を認め強みを伸ばそうとします。これが自己主導の段階です。さらに成長すると、自分のためではなく世のため人のためにどうしたらいいか考え行動できるようになります。これが客体化の段階です。

今の日本社会は、他者依存の傾向が強いといわれています。特に透析の世界はそうです。患者を集団としてとらえ、マニュアルやルールで管理していくという考え方が強いのです。また患者のなかにも、医師にお任せという人が少なくありません。透析患者でいえば、人と同じことをやっていれば安心、という人がまだまだ多いかもしれません。しかし一方で、自分はそれでは満足しない、もっと元気で活動的になりたい、という人も確実にいますし、増えていると感じています。

行動を起こしさえすれば、透析を宣告されて自分の人生は終わったと思った、今までのキャリアが水の泡になった、といった挫折感ももう味わわなくてすむのです。

これはある透析患者の実体験です。

その方は透析関連のある本を読んで、長時間透析の健康効果を知り、自分が通う施設の医師に「今の4時間透析を4時間半に延ばしてほしいのですが」と申し出たそうです。ところが医師から返ってきたのは「看護師のシフト変更や増員をしなければならず、お金がかかるので長時間には対応できない」とのつれない言葉。私なら「患者の健康が第一でしょう。コストを抑えたスタッフ配置の方法を考えればいいじゃないですか」と反論するところですが、その方は患者という立場から医師との関係悪化を懸念してなかなか言えず、黙って引き下がるしかありませんでした。

このように、今の日本では、すでに出来上がっている体制ややり方を、一人の「イレギュラーな」透析で崩したくない透析施設が大半です。中には「透析患者一人に、いくら医療費が掛かっていると思っているんだ」と医師からあけすけに嫌味を言われた、というケースもあるそうで、これには開いた口がふさがりません。

透析をしながらも10年、20年と生きていく現代の透析患者を前に、こんな目先の損得でしか医療を考えられないような施設は、今後淘汰されていくはずです。

ただ患者側も、どんなに長時間・頻回透析が良いと分かっていても「私が受けていいんですか？」と引け目を感じてしまうものかも知れません。実際に私に対して「自分はやりたいのですが、クリニックに迷惑を掛けてしまいませんか」と心配そうにおっしゃった方もいます。

しかし、次のような考え方をすれば、長時間や頻回透析が施設の不利益になるわけではないということが分かります。

診療報酬上は、透析は月14回までと決まっています。それ以上行った分は、患者が自費負担をするか、施設が負担する形となりますが、仮に１００％施設負担でも、施設の採算は取れると断言します。

透析が十分でないと、患者は何らかの合併症を起こすリスクがかなり高まります。そうなると治療のために現状の施設とは別の病院へ入院しなければなりません。患者の入院中は、もともと通っていた施設では透析しませんから、その間に本来であれば患者が通ったはずの診療報酬分による収入はゼロになります。また、入院で済まず、患者が早くに亡くなってしまうことでも同様のことがいえます。

施設にとっても、患者が元気で合併症を起こさず、長生きするほうが、長期にわたる安定した収入を得ることにつながりメリットが大きいのです。

ライフタイムバリューという言葉があります。これはおもにマーケティング業界で用いられる言葉で、顧客生涯価値と訳されます。企業と顧客が良好な関係を築くことで、生涯にわたりその顧客から得られる利益を指しますが、透析医療においては、施設との良好な関係のもと、患者の健康状態が良く、長くその施設で透析を受け続けることで施設が収入を安定して得られる、すなわちライフタイムバリューが大きい、ということになるのです。

私はこのライフタイムバリューの考え方を基に、自分でプロデュースした施設（次章参照）では診療報酬の上限を超える分を施設負担にしています。それで今のところ、赤字が出ることはありません。

ただし、それで個別対応が進むと、確かに看護師や技士等のスタッフは、スケジュール管理が煩雑にはなります。

だからこそ「セルフ」なのです。患者が自分でできることは自分でやり、スタッフの時間の制約を緩くすることで解決できます。

「こんなことできない」と、変えずにいることが、患者の健康を犠牲にしているのであれば、その考えは医療のあり方として、適切なものではない、と考えます。患者が健康になることが最優先であり、何をさしおいても実現すべきです。そのためにどうしたらいいか、障壁になっていることを解決する、その姿勢を私は大切にしています。

◇「セルフ透析」は「医療の質」「経営」「患者のＱＯＬ」の三方良し

セルフ透析は合併症が抑制され、透析中の不快な症状やトラブルが減ります。結果、生命予後が改善する、つまり医療の質が上がります。

患者は元気になりますので、生活の質が向上します。家でぐったり寝ているだけ、ということがなくなり、何事にもやる気が出てくるでしょうし、飲食の制限も緩くなりますのでストレスが減ります。

医療機関も患者が良好な健康状態で長く透析を続けることで、安定した収入が得られます。

このように、セルフ透析は医療の質も、患者も、そして医療施設側も、みな望ましい結果を得られ、幸せになれる「win-win-win」、三方良しのやり方なのです。

【「セルフ透析」Q&A】

実際にセルフ透析を行っている患者に、セルフ透析を検討中の患者からよく与かる質問をぶつけ、その回答をまとめました。

Q．自分でどこまでやるのですか？

A．自己穿刺はもちろん、片付けも含めて自分でできるところは全部自分でやります。プライミング（透析前の準備）は時間がかかるので、他の方の分と一緒にスタッフにお願いすることもあります。
除水量の計算も自分でするので、日々の体重管理に加えて、自分のスケジュールや増え具合に合わせて、どのくらい除水するべきか？などの調整も自己管理としてやっています。

Q．施設なのに、穿刺などをセルフでやるメリットはなんですか？

A．開院時間内で席があれば、予約時間に関係なく透析時間を調整できることです。仕事が早く終わったから早く行って長めにやろうかな、とか、今日は他のスケジュールが押しているからギリギリでいけるかな、といった調整を自分の意思でできます。スタッフにやってもらうには、彼らのスケジュールに合わせ手が空くのを待たないといけませんが、自分でやれば、そういう都合を考えなくていいので、ある程度自由にできます。結果として1週間で帳尻を合わせるように透析を調整できるので、以前よりも仕事やプライベートの融通が利くようになると思います。

Q．食事や水分の制限はしていますか？

A．しっかり食べたり飲んだりして、しっかり透析するのが長く生きる秘訣と聞いていたので制限はしていません。その代わり、飲水や食事量に合わせて透析時間もしっかり取るようにしています。

Q．自己穿刺は怖くないですか。機械の操作は難しくないですか？

A．穿刺も操作も、最初は難しかったですが、自分ならできる！と思って少しずつ身につけました。時間がかかってアラームが鳴ってしまうこともありましたが、今は大丈夫です。セルフ透析や在宅血液透析の患者が増えれば、もっと簡単に使えるような機械やツールをメーカーも出してくれるのではないかと期待しています。

Q．自己穿刺は痛くないですか？

A．練習をすることによって、自分の呼吸に合わせて穿刺できるようになるので、医療スタッフに穿刺されるよりも痛みを感じにくい、という声も多く聞こえてきます。

Q．難しいといわれている血管でも自己穿刺できますか？

A．血管によると思います。先生と相談して、エコーで刺しやすい血管を探したり、血管がどのように走っているのか確認もしてもらえるようです。穿刺の前に、血管の位置をボールペンでなぞるように書いたりすると刺しやすいという話も聞きました。また、ボタンホール穿刺という手法で穿刺をすると、難しい血管の人でも失敗が少なくなるようです。ただ、穿刺も慣れなので、自分の血管をずっと刺していると、感覚が分かってきます。今ではスタッフよりも上手に刺せるかもしれません。

Q．利き手にシャントがあるのですが、利き手ではない手でも自己穿刺はできますか？

A．できます。最初は抵抗がありましたし、難しい部分もありましたが、今は慣れてきました。

Q．針を抜くことや止血が心配です。

A．針を抜くのは簡単です。止血の仕方も、ベルトの使い方を含めてきちんと教えてもらえるので、そのとおりにやれば出血の心配はありません。ただ、抜けるのが心配でテーピングをし過ぎると、テープを剥がす時に一緒に針が抜けてしまったりして危険なので、教えてもらったとおりにやることが大切ですね。

Q．駆血《くけつ》はどのようにするのですか？

A．片手でも使いやすいワンタッチの駆血帯があるので、それを使用しています。ですが、これよりも施設で使用しているゴムチューブ型の駆血帯のほうがきつく締められるそうで、ワンタッチ駆血帯ではうまくできない人でも、替えたら血管が見やすくなってうまくできたと聞いたことがあります。

Q．頻回にやるようになってからは、ボタンホール穿刺をしているのでしょうか。頻繁に穿刺をすると血管が傷みませんか？

A．通常の穿刺をしています。少しずつずらしながらやっているので、今のところ血管も問題ありません。ボタンホールは、痛みが少ない分、いつも同じところに同じ角度で入れなければいけないので、うまく入らないときもあるようです。また、感染症のリスクも上がるようです。通常穿刺とは違うリスクがあるので、ボタンホールをつくっている人も、通常穿刺もあわせて覚えないといけないそうです。

第4章

通院自由、チェア型透析、アプリによる透析効率のチェック……「セルフ透析」をサポートする施設透析

◇体調が改善すれば、生きる意欲も湧いてくる

日本の透析施設では、患者が〝病人然〟となり、入ってきたときよりも元気がなくなって帰っていく……これは、私が初めて透析施設を訪れたときに抱いた大きな違和感です。白い無機質な壁、絶え間なく鳴る装置のアラーム音、蛍光灯の冷たい光、スタッフの話し声、プライバシーのない空間。これらはいってみれば「非日常」であり、透析患者は自分が病気であり患者であることをいやというほど思い知らされます。非日常だからこそ、患者は少なからず緊張感も伴います。もし、家にいるかのようにリラックスできたら、同じ数時間でもまったく違ってきます。

施設側は、透析中の体調急変などのトラブルを避けるために「できるだけ安静に」と指示するところが多く、患者だからおとなしくしなければならない、患者だから、医療者の言うことに従わなければならない、という無言の圧力も発しているように思います。

透析患者が受ける多岐にわたるストレスのうち、「体調の変化」に関わる大部分と、「透

析中のストレス」で足がつるなどの体調面に関わる事柄は、「セルフ透析」で各人が必要十分な透析を行えれば解決に導けると私は考えます。

それらの解決に伴って、「家庭のストレス」や「将来の不安」「仕事上のストレス」などがいくつも好転しそうです。

要するに、セルフ透析を行うことで、今よりもずっと高いレベルで「元気になる」「健康になる」ことが達成できるのです。

元気で健康になれば、好きなことができるようになったり、仕事を頑張りたいといった、さまざまな行動意欲が自然と湧いてくるものです。

今までの透析のやり方では、そこまで元気が出ないから、透析中もじっと寝ているしかなかったのです。透析中も元気でいられるなら、数時間をただ寝てやりすごすのはもったいないと思うはずです。

透析中、苦痛をがまんしながら過ごすのと、好きなことをしてリラックスしながら過ごすのとでは、どちらのほうが望ましいかなど訊ねるまでもありません。

透析1回につき数時間。仮に4時間とすると、それが月14回として56時間。年間にすると56×12＝672時間。こう考えれば、たかが4時間などとは言っていられなくなります。

これだけの時間が、自由に、好きに使えるのです。透析中の時間を自分のしたいことができる時間に変えられれば、人生そのものをもっと豊かにすることができるといってもおおげさではないのです。

◇海外の透析医療機関で受けた衝撃

個人主義が根づいている欧米ではすでに、透析中の時間を患者ができるだけ快適に、また有意義に使えるよう、さまざまな配慮がなされている施設がいくつもあります。

私が初めて海外の透析施設を訪れ、日本とのあまりの違いに愕然としたのは、今から20年以上も前のことでした。

1998年の冬。ちょうどクリスマスの時期に、私は米国ロサンゼルスの透析施設にいました。

ロサンゼルスの冬は温暖で、寒いクリスマスに慣れている私にはちょっと違和感のある気候だったのを覚えています。訪れたのは機器数30台の、それほど大きくはない透析専門クリニックでした。

当時、アメリカの透析医療のレベルは日本に比べると低いというのが通説でした。しかし、フロアに入った途端、私は驚きのあまりすぐには声も出せないほどでした。

というのも、どこかのビジネスセンターか、と見間違うほど洗練された空間で、患者がいきいきと透析を受けていたからです。

ベッドは1台もなく、すべてチェアで、天井近くにはTVモニターが設置されていました。今でこそ、チェアを採用しているクリニックは日本にも増えてきましたが、1998年当時はまず考えられず、私がそれまでに国内のクリニックを訪問したなかでも見たことがありませんでした。自分にとっての「透析施設」のイメージとはまったく別の光景が、目の前に広がっていたのです。

そして機器2台につき1台のコンピュータが設置され、当時としてはハイテク化されている様子も分かりました。

そんな施設環境ももちろん驚くに値するものでしたが、私が目を奪われたのは患者の表情です。皆さん顔色もよく、はつらつとしており、穏やかな笑みを浮かべている人もたくさんいました。思い思いに本を読んだり、TVモニターで映画を観たり……。日本ではまず見られない姿でした。

談笑している患者もいました。赤いニットにキャメル色のスカートの一人の女性の患者がチェアに座り、お隣の女性透析患者とにこやかに言葉を交わしています。

「なんて素敵なんだろう」と私は思わずつぶやきました。透析中とはとても思えない、まるで美容サロンで髪をカットしてもらっているかのような風景でした。私には、透析を楽しんでいるようにすら見えたのです。

透析室の内装も明るく、クリニックとは思えない開放感やくつろげる雰囲気で満ちていました。なんて素敵なんだろう……再びつぶやくと同時に、私はこうも思いました。

「なぜ、これが日本で実現できないのだろう」

日本の透析施設では、患者が無機質な白い部屋に入り、更衣室でパジャマに着替え透析室に入ったその途端に、肩を落とし元気がなくなる。そしてベッドに横たわり不機嫌そうに透析を開始するという光景が当たり前のように繰り返されています。「透析施設はどこでも似たようなものだろう」との私の考えは、ロサンゼルスの透析施設を視察して180度変わってしまいました。

慢性腎不全という病態は、日本もアメリカの患者も同じはずです。しかし、透析治療の風景は真逆といっていいほど。この違いは一体どこから来るのでしょうか⁉

これを解明せずにいられませんでした。

いろいろと思いを馳せましたが、私の第一印象通り、これらの施設の設備やデザインといった設計の良さが、患者の活力を生む源泉になっていることは明らかである、という結論に達しました。リクライニングチェアに身体を預け、思い思いの格好で本を読む人、テレビを観る人、リラックスし眠っている人、隣同士で談笑する人……ロサンゼルスの透析施設ではいろいろな過ごし方が許されています。明らかに、日本よりも自由度が圧倒的に高いのです。

当たり前のことのようですが、私たちは自由が好きです。ベッドでじっとしていることを強制されることは、誰でもいやなはずです。

行動の自由を認め、サポートする環境が患者の「元気」を生み出すのはとても大事なのだと、私はロサンゼルスの透析施設の視察で学習したのです。

数年後、フランスの施設を視察したときも私は大きな衝撃を受けました。

日本の透析施設では、医者の常駐が義務付けられています。ドクターがいない場所で透析を行うと、医療法により罰せられてしまいます。

ところが海外ではリミテッドケアといって、ドクターがいなくても看護師が透析を行えるようになっている国が数多くあります。

フランスもその一つで、看護師が主体となって透析を行っている施設がいくつもあります。私が訪れた施設も、透析の準備、穿刺、器械の操作管理等、透析に関わる一連の業務をすべて看護師が行っていました。医師がいなくても透析に精通した看護師がいれば問題ない、というのがフランスにおける施設透析の考え方です。

そんなフランスでは、セルフ透析もまた早くから導入されています。

私が訪れたのはHome Dialysis Centerといって、直訳すると「在宅透析センター」となります。在宅透析で行うことを患者がその場で行う施設ですが、医師はおらず常駐しているのは看護師のみです。患者は看護師の見守りのもと、好きな時間に来て、好きな時間だけ透析をしていくのです。そして皆、元気になって帰っていきます。回路の組み立ても、器械操作も患者自身で行います。

ここを視察したのは2004年のことですが、日本とのあまりの違いに同じ透析なのかと思ってしまうほど驚いた記憶があります。

最も印象深かったのは、20代と思われる男性がリクライニングチェアで透析をしながら、傍らのデスクにパソコンを置き、なにやら熱心にタイピングしていたことです。「何をしているんですか？」と訊ねたところ、彼は「ぼくはロボット工学を勉強していて、今、論文を書いているんです」と、笑いながら答えました。その表情は実にいきいきしていて、日本の透析施設にいる患者からは見たことがないものでした。

ほかの患者も、「ものすごく元気」なのです。ああ、こんな世界も透析にはあるのだなあと、とても新鮮に感じたものでした。

自己管理は徹底しています。先ほど看護師の見守りのもと、と書きましたが、常にマンツーマンでついているわけではなく、看護師は普段、別室に控えています。

「回診はしないのですか？　データは見ないのですか？」私は看護師の一人にそう尋ねました。日本の透析施設では医師がベッドを回ったり、スタッフが定期的に血圧等のバイタルデータをチェックしたりしますが、ここではそうしたことが行われている様子がありません。

その看護師からは「回診はしていません。万一のトラブル発生など、フォローが必要な場合のみ、患者のもとへ行きます。データはすべてコンピューター室に送られ確認できるので、一つひとつのコンソールをチェックして回ることもありません」との答えがありました。これは日本の透析施設ではまず考えられません。

なお、看護師の控え室はガラス張りになっており、透析室が見渡せるようになっています。これも、日本とはまったく違う風景だなあと、しばらく私はガラス越しに広々した明るい透析室をながめていました。

また、ガラス張りであるため、患者からも医療スタッフの姿が見えるようになっています。これは患者が安心できるよう配慮した設計だと思いました。どんなに自立や自己責任とはいっても、患者が不安を抱えたまま、孤立無援のような気持ちでいては、快適な透析にはならないでしょう。自己管理だからといって突き放すのではない、サポーティブで温かみのある雰囲気も、私はこの施設から感じました。

オランダにも先進的な施設があると聞き、視察に行ったことがあります。

そこで印象に残ったのは、広い透析室がパーテーションで区切られ、半個室のような設計になっていたことです。一つひとつのブースには透析器械のそばにリクライニングチェアとデスクがあり、プライバシーが保たれ、仕事するもよし、読書など好きなことをしてもよし、と自由度の高い空間になっています。

この施設は３６５日オープンしており、自分で行うセルフ透析のほか、長時間透析、頻回透析、オーバーナイト透析、旅行者を受け入れるホリディ透析、などフレキシブルな透析が行えるようになっています。なお、オーバーナイト透析の部屋は、バスタブやシャワーがついたホテルライクなしつらいだったのが印象的でした。

さらにその施設では、オフィス融合型といって、会議用の丸テーブルと大型ディスプレイが設置された部屋での透析もできるようになっています。透析患者はそこで透析しながら会議もできますし、仕事に集中することができます。

日本ではちょっと考えられない環境だと思いました。オランダはあまり日本では知られていませんが、とても知的水準の高い国です。そのため透析も、頭脳労働に適したやり方や空間設計のアイデアが生まれやすく、また受け入れられやすい土壌があったのではと思います。知的な社会にふさわしい透析スタイル、そんな印象を受けました。


海外の透析施設の視察を通じて、こうした先進的な施設には、患者を束縛したりせず自由度を高める、そのためには患者自身が自立していることが前提で、医療機関は患者をサポートする側に徹する、といった基本的な考え方が根づいているということを教えられました。さらにいうなれば、患者と医療者相互の強い信頼関係があって成立する透析スタイルであるとも考えられます。深い愛をもって、患者と医療者が手に手を取って、より高みを目指していく。そんな姿勢が、これからの時代に、とても大切になってくるであろうことを確信しています。

◇セルフ透析をサポートする施設構想

さて、この経験を私が構想した「セルフ透析」を実践する施設にも活かしたく、次のように構想の柱となる要素を考えてみました。

①ストレスフリー

ここまで紹介した海外のケースは、私たちにたくさんのことを教えてくれます。海外で透析を受けている患者はすっきりした顔でいきいきした表情をしており、見るからに元気でした。この理由として、十分な透析ができていることや、透析中の各種数値の設定が適切であることも当てはまるかもしれませんが、それだけとはいいきれません。

そこには医学的な裏付け以外の要素も関わっていると考えられるからです。

なかでも最も大きいのは「ストレスフリー」であること、と私は考えます。つまり、先にチャート（23ページ）で示したような、患者が抱えるさまざまなストレスがまったくないか、最小限であることです。

日本の多くの施設では、透析中の飲食や睡眠を禁ずるなど、透析中の体調の変動ができるだけ少なくなるよう、制限を設けています。これも「透析に患者を合わせる」考え方に基づいています。しかしそれでは、患者の意思はないがしろにされ、ストレスが溜まる一方です。

透析中にかかるストレスを計測し数値化した研究はないものの、透析を終えて医療機関をあとにする患者の表情がすべてを物語っています。

もちろん医学的な根拠に基づいた医療が行われることが前提ですが、それとともに医学的な数値では測れない、患者の心に寄り添いストレスを取り除くことに、日本の透析施設ももっと注力すべきです。

数値で計れないからこそ難しい一面もありますが、少なくとも医療機関の都合で一律のルールを作り、「決まっていることだから」と患者を縛っていては成し得ません。

ただし、患者の要望を何から何まで叶えよ、と言いたいわけではありません。肝心の透析効率が損なわれるようなことがあってはならないし、患者にも引き続き自助努力が必要です。つまり、たとえ十分な透析ができたとしても、日常生活における食事や運動の管理はある程度していく必要があるだろう、ということです。

ですが少なくとも、透析に患者を合わせる考え方から、患者に透析を合わせる考え方へのシフトが今後、ますます求められるべきだと思いますし、それは透析施設の環境面も例外ではないと思います。

②多様化に対応

ストレスが「一律のルール」により生じやすいとするならば、解決策はその対極といえる「多様化への対応」であると考えます。

実際、海外で視察した施設では、パソコンに向かっている人もいればタブレットで映画を観たり、ヘッドホンで音楽を聴いたりしている人もいましたし、隣同士で世間話をしている姿も見掛けました。ビジネス仕様の部屋ではテレビ会議を行っている様子も見学できました。同じ透析室という空間にいても、おのおのやりたいことができるようになっていました。これはまさに「多様化への対応」の好例です。

日本人のライフスタイルや価値観が時代とともに多様化してきている話をしましたが、働き方一つとってもそうです。昔は、企業の歯車となって猛烈に働くことが良しとされ、個性を出すことは疎まれる傾向にありました。しかし今はフレックス制やリモートワークも広がり始めるなど、会社に縛られない働き方が社会的にも認められつつあります。

かたや、医療界はどうかといえば、私の目から見ればまだまだ、患者に画一的な対応しかできない旧態依然とした体質が根強いと感じています。病気を治すことにかけては世界最高レベルではあっても、患者一人ひとりのＱＯＬを高める点においては、疾患や診療科によってばらつきがありますし、全体的な底上げも必要なのではないかと思うのです。

そして、いかに患者のライフスタイルや価値観の多様化に対応していけるかが、患者のＱＯＬを高めるカギになると考えます。近い将来、これが良い医療機関の判断基準の一つ

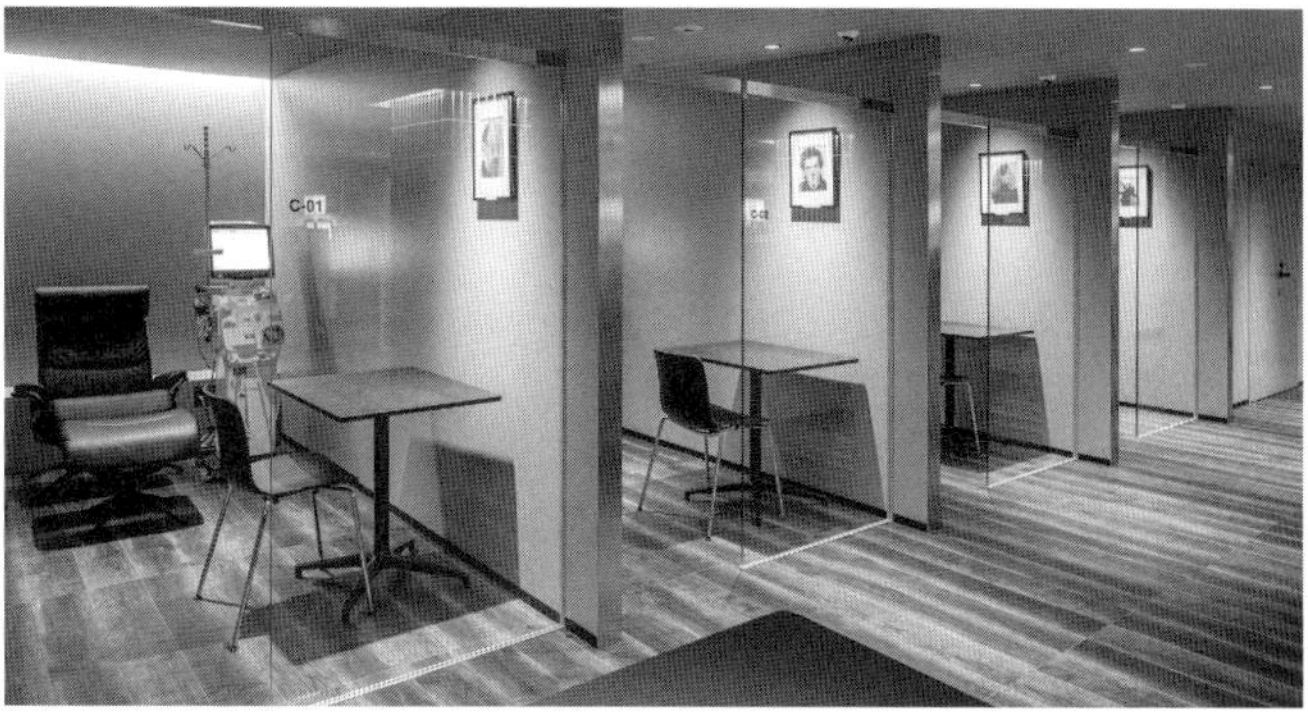

SDCのフロアより。各ブースはコンパートメントで分け、PC作業も可能なチェア式に。

になっていくと確信しています。

③仕事をしたい人には、それがかなう環境

「昼間透析して、帰って寝るだけ。そんなふうに仕事しない人生なんて、生産性がないと思いませんか」――これは経営コンサルタントとして活躍している30代男性の透析患者の声です。今、彼は私がプロデュースしている透析施設に週4回通っており、チェアでパソコンに向かい仕事をしながら、透析を受けています。

「以前は4時間ベッドに寝たままで、それが苦痛で苦痛で。でもここなら何も気にせずにやりたい仕事ができる、ありがたい環境です」と話してくれました。特にビジネスパーソンにとって「仕事ができること」は重要であり、死活問題でもあります。先の経営コンサルタントの男性のように、1回数時間の透析時間を無駄に過ごしているのが苦痛と訴える人は決して少なくありません。

進む働き方の多様化が、透析患者だからという理由で認められない、という言い訳は立たないと思うのです。透析をしていても、働きたい人は働ける環境を整えるべき、と私は考えます。

④プライバシーが配慮されている

日本の透析施設は多くの場合、ベッドが所狭しと並び、複数の患者が入れ替わり立ち替わり使用し、医療関係者の出入りもある「プライバシーのない空間」です。

カーテン等で仕切られている場合もありますが、機器の作動音やアラーム等の音、話し声など、一つひとつの音量はさほどでなくても、それらがあちらこちらで行き交うと耳ざわりに感じる人も多いでしょうし、照明も調節できないことがほとんどです。

このような環境では、透析中、静かに過ごしたくてもそうもいかず、かといって好きなことをしようとしてもできることは限られてしまいます。

プライバシーを保つには完全個室がベストですが、そこまでいかなくてもほかの人の気配が煩わしくない程度に独立性のある空間なら、透析中のストレスはずいぶん減ります。

⑤高いホスピタリティがある

透析患者がストレスフリーになるための施設の条件として忘れてはならないのが、ホスピタリティです。

ホスピタリティといえば、「おもてなし」の意味で広く理解されていますが、サービスとは違います。例えば透析施設にはよく食事の無料サービスや送迎サービスがありますが、これらはサービスであってホスピタリティではありません。

そもそもサービスには、召使が主人に対して、主人が求めることをする、といった意味が込められています。つまり主従関係のもとに成り立つ、というわけです。

それに対しホスピタリティには主従関係はなく、何をすれば相手が喜ぶかを考えて行動すること、という考え方が基本となっています。ルールやマニュアル通りのことをやるだけではホスピタリティとはいえないということです。ましてや命令されて動くようなことではありません。

透析においてホスピタリティが高いとは、患者が安心して治療に専念できる環境ができていたり、施設スタッフとのコミュニケーションが取れていたりする状態を指すのではないかと私は考えます。先に挙げた、仕事がしたい人はそれができたり、プライバシーが守られる空間であることもホスピタリティに含まれると思いますが、それらに加え、人と人とのつながりのなかで得られる安心や温かみといった精神的な充足感も、良好な健康結果を生み出すことにつながります。

◇「設備の整ったきれいな施設」だけでは不十分

今は、日本の施設にも設備が整いサービスを充実させているところが増えつつあります。例えばＷｉ－Ｆｉ導入済みで各自スマホやパソコンが使えたり、テレビモニターが各ベッドに設置されていたりなどです。また、透析食のお弁当や送迎などは以前から、透析施設にはよくあるサービスです。

インターネットで施設のホームページを見ると、こうしたサービスや設備の良さを前面に出しているところも散見されます。それ自体は決して悪いこととは思いませんが、それだけで「良い透析をしてくれる施設」と判断できるものでしょうか？

やはり基本的な医療がしっかりできていなければ、どんなにＷｉ－Ｆｉがあっても、テレビが見られるとしても、リクライニングチェアだったとしても、良い施設とは私は考えません。

長時間や頻回透析ができて、患者の都合や体調に合わせた透析が可能であって初めて「患者ファースト」といえると考えます。

また、単に施設の設備や見た目だけを変えても、こうした患者の自立や、患者と医療者との良い関係性がなければ、良い透析にはならないと考えます。

ロサンゼルスの施設を視察したときに、私は自由度を高める環境づくりが重要であることを学習しましたが、実はそれだけでは不十分であると今ならいえます。あのあと、フランスやオランダの施設を視察した際に感じた「患者の自立」「患者と医療者との相互信頼」、さらに「互いの深い愛情」があるからこそ効果の高い透析が可能になるのです。

信頼や愛は数値化が難しいものですが、コミュニケーションが円滑に取れるか、医療者は患者の健康を真剣に考えてくれるかは自ずと行動や言動に現れてくるものだと思います。

◇透析施設選びのポイント

自分が元気になり、健康寿命の延伸が期待でき、透析中も快適に過ごすことを望むなら、ぜひチェックしていただきたい施設選びのポイントをまとめました。

□長時間透析に対応しているか
□頻回透析に対応しているか
□夜間透析に対応しているか
□在宅透析に対応しているか
□オーバーナイト透析に対応しているか
□通院に便利な場所にあるか

□施設アメニティに満足できるか
□ホスピタリティは高いか
□プライバシーが保たれるか
□各種サービス（無料Ｗｉ－Ｆｉ、無料映画など）に満足できるか
□患者の声を集約する仕組みはあるか

アメニティやサービスはさまざまだと思いますが、自分が数時間過ごすのに必ずあってほしいものがあるか、といった観点で吟味すると良いでしょう。自分にとってあってもなくても同じ、とか、あればいいがなくても困るわけではないものは、その人にとっては優先順位が低いため、施設選びの決め手にはなりにくいと思われます。

また、ホスピタリティには、音や光、匂いなど環境面での過ごしやすさ、快適性のほか、施設スタッフや医師とのコミュニケーションが取りやすく、風通しの良い人間関係がつくれることも含まれます。患者と医療機関が信頼で結ばれていれば、安心・リラックスして透析を受けられますし、結果として健康状態の向上へつながると考えます。

◇理想を形に——日本初のセルフ透析施設をプロデュース

20年以上、日本の透析施設のコンサルテーションに携わってきたなかで、私は常に「患者が幸せになる透析とは何か」を考え続けてきました。それに対する最良の答えが、セルフ透析であり、患者の自由度と生産性を高める施設環境でした。

これなら、患者は幸せになれる。この、理想とする施設構想を一人でも多くの透析医療関係者に知ってもらいたい——熱量は増える一方でしたが、国内に広めていくのには高い壁があることも、私は長年の経験から感じていました。

日本の医療界は典型的といっても過言ではない「管理的組織」で、患者を集団としてとらえ効率を重視した、「例外を認めない」体質が根強くあります。特に透析医療は、ここ30年ほど変化がない、と言い切る医師もいるほど制度が確立しており、利益構造も固定化して変化をきらう傾向が非常に強い領域であることを、コンサルタントの立場として痛感しています。

実際にいくつかの医療機関にセルフ透析の構想をもち掛けてみたものの、反応は非常に薄く、既存の施設に変革を求めるのは非常に難しいと痛感しました。

それなら、自分でつくってみたらどうか――日本初のセルフ透析施設を、まず東京に開いて患者に受診してもらう。結果が良ければ評判が広まり、追随する医療機関が現れるかもしれない。そんな、ある意味「草の根」的な発想で、私は東京に全国初となるセルフ透析施設「ＳＤＣ」をプロデュースするに至りました。

ＳＤＣとはSelf Dialysis Centerの頭文字をとったもので、文字通り「セルフ透析施設」を意味します。

場所は、大手町や池袋、新宿といったビジネスの中心街からのアクセスが非常に良く、通勤や帰宅の途中で気軽に寄ることができる東京都北区の田端駅前としました。

また午後11時30分まで開いており退勤後の透析にも十分に対応できるようになっています。

以前、透析患者を対象に「透析に関する苦痛」のアンケートを取ったとき、上位に挙がったのが「施設に通うこと」でした。遠ければ時間も労力も掛かり、毎週何度も通うとなれば心身の消耗は相当なものになります。在宅であればこの苦痛はゼロにできますが、施設透析でできるだけこの苦痛を減らすことを考えると、やはり交通の便がよいことや駅から近いことが立地の重要なポイントになります。そこで白羽の矢が立ったのが田端というわけです。

なお、「SDC」は同じ医療法人Oasis Medicalによる透析専門医療機関「田端駅前クリニック」内に設置された透析室の名称です。同クリニックでは腎臓専門医、循環器専門医、漢方専門医、泌尿器科専門医、内科専門医の連携による診察、検査を行っています。長時間透析を希望される患者を対象に、長時間透析専用の診療も行っています。

SDCの特徴は大きく次の3点です。

【セルフスタイル制】

改めていうまでもなく、この施設は私がここまで説明してきた、透析患者の健康状態を向上させる最も適した方法と確信している「セルフ透析」を具現化したものです。ここでは施設の都合に縛られることなく、好きな時刻に来院し好きなだけ透析を行うことが可能です。また、週に何度でも通うことができます。

入り口前の受付にはコンシェルジュがおり、施設案内や各種問い合わせ、相談を受け付けています。医療的な相談は施設内の医師や医療スタッフにつなぐなど適宜対応しています。

施設内に入ると、入り口近くに医療スタッフが常駐しているガラス張りのブースがあり、そこで透析に必要な器具や薬剤等の受け渡しが行われます。それを受け取った患者は、透析スペースへ移動し自分で回路の組み立て等、プライミングを行い、穿刺も自分でして、透析を行います。

透析時間中は自由に過ごし、終了後は自分で片付け、器具等を医療スタッフに返却し帰ります。

イメージとしては、スポーツクラブでの自主トレーニングに似ているかもしれません。スポーツクラブにも、決まったプログラムに参加したり、パーソナルトレーナーがついてメニューをこなしたりするのではなく、クラブのスペースとマシン、器具だけ借りて自分で好きなようにトレーニングするプランがあると思います。好きなときにきてロッカーで着替え、必要な用具等を受け取り、マシンが並ぶトレーニングルームへ。そこでどんな運動をするか、どう過ごすかは自分次第で、終わったら再び着替え、借りていたものを返却し退室。ディテールはもちろん違いますが、セルフ透析もこのくらい、自由に行えるのです。

ポイントは「自由」だけではありません。同じくらい「自主性」「自立」も重んじられます。スポーツの自主トレでも、効果を確実に上げたいなら、自分の体のことを良く知っていて、自分で適切なトレーニングができる人のほうが圧倒的に有利だと考えます。一方、セルフ透析も自分の体のことが分かっていて、良好な健康結果を生むにはどうしたらよいか自分で考え行動できる人と親和性の高い方法であることはすでにお話ししたとおりですので、この点も似ているかもしれません。

【チェア型】

この施設は「デザイナーズクリニック」である、と言うと、何のこと?と首をかしげるかも知れません。

設計に当たって、私たちは徹底して「苦痛を快適に替えるためには何をしたらよいか」

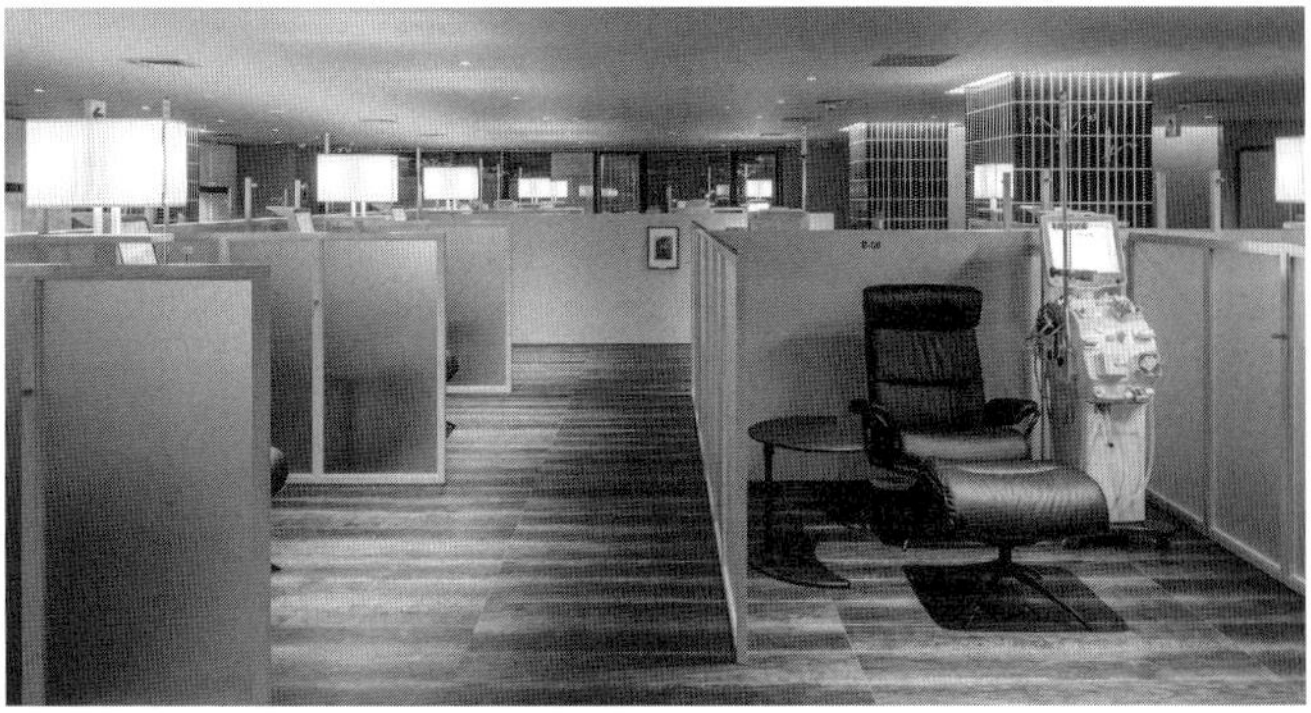

SDCのチェア型透析の一例。ダークブラウンのリクライニングシートで快適性を追求。

を考え抜きました。人生のなかで、週に何度も長時間にわたり透析を受けるのがどれほど苦痛かをよく理解できるからこそ、その時間が快適に過ごせることで、患者が幸せになれることが十分に想像できたからです。

患者が快適に過ごすためには、スタッフの知識や技術、あるいはシステムといったものを高いクオリティにすることも大切ですが、それだけでは不十分です。私たちは、心地よい空間と質の高いハードウエアも快適さを極めるには重要と考えました。

クリニックに入った瞬間から、気持ちが切り替わり、心地よい空間に包まれることができ、そこにいるだけでリラックスできるインテリア、そして質の高いアメニティなど、どれもが透析中の環境をつくることに必要不可欠と判断しました。そして、ホテルや飲食店などの商業施設を手掛けるデザイナーに、快適性を追求した設計やインテリアの提案を依頼したのです。

まさに「デザイナーズクリニック」というわけです。

これも私たちが、一般的な施設によくある白い内装、冷たく消毒液の匂いがするような空間では、心からリラックスすることができないことを理解しているからこそです。

その象徴といってもいいのが、透析用のチェアです。

透析を受けている時間を可能な限り有効に使っていただきたい――それが私たちの願いです。

透析はベッドでなくてもできる。ベッドにしてしまうと、寝る以外の選択肢がほとんどなくなってしまう。透析しながらできることの選択肢をもっと広げたい。そうした考えをもつに至った背景には、先述の、米国やフランス、オランダといった海外の施設を訪れた経験があります。どの施設でもゆったりとしたチェアを採用していました。患者はとてもいきいきしていて、誰一人として透析をしなければ命に関わる病人には見えませんでした。

私がプロデュースした施設の設計に当たっても、自宅でくつろぐように、ゆったりとしたリクライニングチェアに身を預けるスタイルが、ただ寝ているだけではない実のある時間を過ごすには最適と考えたのです。

ここで採用したチェアの素材は、北欧製の最高級のレザーで、高級車にも使用されている低反発シートです。長時間座っていても疲れにくさに定評があります。もちろんリクライニングもできますので、ゆったりとくつろぎながら透析することができます。

チェア式は腕が圧迫されやすく不安、という声もありますが、このチェアは細かい角度調節が可能で体への負担が極力掛からないようにしていますし、万一異変が起こった場合はすぐに医療スタッフが駆け付け、対応できる体制にしています。

【「セカンドプレイス」機能】

施設は東京のビジネスエリア内にありますので、透析を受けながらビジネスにもこの場を活用していただきたいという思いがあります。

施設内は高速Ｗｉ－Ｆｉが完備されており、メールやチャットなどを利用したリモートワークも通信ストレスなく行えます。また通信環境の整った個室もあり、資料作成といったPC作業はもちろん、外の音をシャットアウトしてのオンライン会議もできるようになっています。

また、Wi-FiでPCやスマホからYouTube等のオンライン動画や映画を観ることもできますので、オフィスとしてのセカンドプレイスだけでなく、趣味を楽しむ場としてのセカンドプレイスとしても利用価値の高い環境が整っています。家のリビングにいるかのようなゆったりした時間を楽しめるよう、配慮しています。

◇透析技術の習得は、IoTの活用で効率良く確実に

透析技術を習得するための教育システムやノウハウは、実は1998年に在宅血液透析が保険収載になった折、在宅を希望する患者とその家族、医療機関等による在宅血液透析研究会という会が発足し、穿刺方法をはじめとするトレーニングの仕方など、在宅透析導入がより安心確実なものになるよう話し合われ、その基礎がつくられたという経緯があります。

「セルフ透析」においても基本的に患者が習得する技術や知識は、在宅血液透析とほぼ同じですから、確かなマニュアルをもとにトレーニングを受けることができます。

それに加え、今はＩｏＴ、デジタル技術が発達していますので、そうしたツールを利用してより効率的かつ確実な習得が可能になっています。

例えば、ＳＤＣでは、穿刺や器械操作の一連のプロセスを動画データにし、ＤＶＤ等で患者にお渡しします。あるいは動画サイトにアップロードしてそれを見てもらうのでもいいと思います。

患者は家で繰り返しそれを見ることで、実際にどうすればいいのか映像で記憶することができます。まさに百聞は一見に如かず、です。

一般的に、在宅血液透析を導入する前の研修は、紙のマニュアルを自宅で読んで学習しつつ、通常の施設透析を受ける日に、その施設のスタッフがマンツーマンで教えるなどの方法が今でも多いと思います。しかしどうしてもマニュアルを読むだけでは実際にどうしたらよいのかイメージがつかみにくく、透析日に教えてもらうにしても時間が限られており、また日が経つと覚えたはずのことがあいまいになってしまうこともあると思います。

これらの課題を動画データで補えば、より実際の操作のイメージがつかみやすくなり、施設で教わったことの定着も良くなると考えられます。

さらに、個別の習熟度に合わせた研修も、ＩｏＴを使えばやりやすくなると考えます。例えば穿刺は問題なくできるが、回路の組み立てが苦手であるとか、あるいはその逆とか、得手不得手は人によりそれぞれです。一律のマニュアルを読むだけでは、その差を埋めることは難しいかもしれません。また、施設にてマンツーマンで教えるにも時間の制約があり、苦手な技術を繰り返し十分に教え練習する余裕があまりない場合もあります。その場合、動画データの中から苦手なプロセスだけピックアップしてＤＶＤに落とし、繰り返し見て、シミュレーションしてもらうようにすれば、克服しやすいのではないかと考えます。透析に関わる知識や技術の習得は、ＩｏＴが未発達の頃よりはずっとしやすくなっているのです。

また、在宅血液透析を行っている施設のなかには、透析時に困ったことやトラブル対応用に、ネットを使ったリモート会議システムを導入しているところもあるようです。

ＩｏＴを使うことで、医療者が付ききりでなくてもきちんと技術を習得し、安全に行える工夫はほかにもいろいろ考えられるのではないかと思います。

◇動画を活用した「カスタムメイド研修」で習熟度ＵＰ

患者にとってセルフ透析の最も高い壁になるのはやはり「自分で透析をすること」に尽きると思います。当施設では患者がセルフ透析の技術を習得できるよう、責任をもって研修を行います。

確かに、透析技術は1日2日で簡単にできるようになるものではありません。各器具の名称や用語を覚えることから始まり、プライミングのしかた、自己穿刺のやり方、器械の操作方法、透析中に必要なこと、後片付けに至るまで、施設透析なら医療スタッフがすべて行っていたことを、自分で行うわけですので、ある程度時間をかけて勉強したり練習したりする必要があります。

そのためにこの施設では専用の教育プログラムを開発しました。これに沿って専任のトレーナーが丁寧に指導し、できるようになるまでサポートします。
個人差はありますが、3~4週間程度での習得を目指し、以下のステップで研修を行います。

知識トレーニング

よりご自身の体への理解を深め、自己管理をするために必要な知識を、動画とテキストで学習します。

←

技術トレーニング

透析機器の操作、透析の準備、自己穿刺など、ご自身で安全な透析をするために必要な技術を習得します。

←

チェック&フォロー

段階的にスキルと知識のチェックを行いますので、安心してレベルアップすることが可能です。

研修のための教材はパンフレットとＤＶＤで、患者は施設での透析時にトレーナーによる指導を受けるほかに、自宅学習もスムーズに行える内容にします。

ここでは効率よく、かつ正確、確実に身につけていただけるよう、「動画」を活用しています。透析の各プロセスを動画ソフトにしてＤＶＤに収録し、患者にお渡しします。患者にはご自宅で繰り返し見て、イメージトレーニングやシミュレーションをしていただくようにしています。

そして透析日に、実際の器械や器具を使って、医療スタッフがついて実践を重ねていきます。何事もそうですが、習得には練習あるのみ。最初はおっかなびっくりだったり、ミスがあったりしても、慣れてくれば誰でも不安なく、安全に行えるようになります。

ただ、習熟度には個人差があります。穿刺が苦手な人もいれば、穿刺は大丈夫だけれど器械の操作で手間取ってしまう、という人もいたりしてさまざまです。そこで、ＳＤＣでは特にその人が苦手とするプロセスの動画をピックアップし、重点的におさらいしていただくようにしています。いわば、研修のカスタムメイド化です。

実技が一通りできるようになったら、スタッフ立ち合いのもと、すべてを患者自身に一連の操作をしていただき、問題がなければその後は一人で行っていただきます。ただ、その後ももし不安な点やトラブルが生じたら、スタッフは常駐していますのですぐ駆け付けフォローします。この安心感が、在宅血液透析にはないメリットといえます。

なお、セルフ透析のための技術だけでなく、透析や腎臓病の全般的な知識、透析中の自分の健康状態を把握する方法、利用や日常生活の管理、そして緊急時の対応方法といった、セルフケアのための知識や技術もしっかりと学習できます。

◇スマホアプリで透析効率を「見える化」

透析患者にとって、日々の健康管理が非常に重要であることはいうまでもありません。セルフ透析では患者がその都度透析量を決め、器械への数値入力も行いますので、その日の体の状態に合ったよりよい透析を行うにはなおさら、体重をはじめ自分の体の状態を日々、しっかり把握しておく必要があるといえます。

そのためには、記録が大事。そして週に何回も透析をしますから見たいときにすぐ、頻繁に確認できることが望ましいです。

今どきに言うなら「見える化」です。記憶に頼るのではあやふやになってしまいますし、長期間の推移も把握できません。透析は一生にわたり続くものですから、見える化することは透析患者の健康管理にとって必須である、とさえ思います。

この施設を利用している患者の多くは、都内近郊のオフィスで働くビジネスパーソンです。働きながら透析を受ける生活においてはタイムマネジメントも必要とされます。したがって、こうした体調管理も効率よくできることがストレス減になるでしょう。

そこで私たちは、ＩｏＴ技術を活用し、「いつでもどこでも　てのひらで」を合言葉に、透析患者が体調管理を容易にでき、透析スケジュールや施設検索などの、透析に関わる情報を一元管理することもできるツールを開発しました。

それが透析患者のためのスマホアプリ「Orange」です。

開発の目的は、健康結果の向上（高ＨＤＰ）と、自己管理のサポートです。毎回の透析時間等や、透析後の体重を記録できるようになっており、ＨＤＰが自動計算されるので十分な透析ができているかをすぐに確認することができます。

そのほかにも、アプリにご自身の透析の条件を登録しておくことで、出張や旅行時、また万一の災害時にも速やかに、条件に合った透析施設を探せたり、透析に関するニュースや情報等を得られたりといった機能もあります。もちろん、施設の予約やスケジュール管理もできるようになっています。

こうした、透析医療をサポートするツールは、セルフ透析だけでなく、すべての透析患者に有用と考えます。自分の健康状態の管理を施設任せにしてしまわず、自分でできるようになれば、きっと自己管理の意欲も高まるでしょう。病気や透析の知識も深まっていくと考えます。一般公開も視野に入れています。

コラム

「4象限」の統合で未来の透析施設をつくる

患者の健康結果を上げるには、治療内容「以外」の要素として、施設の設計や設備、そして医療スタッフと患者が円滑なコミュニケーションのもと良好な関係を築けることも重要です。

私の知り合いのとある透析患者は、2日に1回、4時間の透析を受けているのですが、導入当初は体調が優れない日が多く、目もよく見えなくなって車の運転もあきらめてしまった、と話していました。ところがその後、自分で体に良いと思う食事を考えて取るようにし、軽い運動を始め、仕事に一生懸命打ち込むようにしたところ、2年後には別人のように元気になったのです。

この知人の場合、透析スケジュールや施設は元のままなのですが、自分の生活行動を変えたことが結果的に良好な健康結果を生むことにつながりました。

こうした、医学的な知識だけでは説明がつきにくい事象をどう考えればいいのでしょうか。

もちろん、医療の力は必要です。しかし、ただ言われるがまま治療を受ける、処方されるまま薬を飲むだけでは、最適な治療とはいえないのではないか、ということは、これだけの短いエピソードからもくみ取れるかと思います。

米国の思想家にケン・ウィルバーという人がいます。「意識研究のアインシュタイン」あるいは「現代の最も重要な思想家の一人」とも呼ばれ、記憶に新しいところでは米国のアル・ゴア元副大統領も彼の著作を愛読していることで知られています。

そんな、知の最先端をいくケン・ウィルバーが創始した理論に「インテグラル理論」というものがあります。人間・組織・社会・世界を統合的にとらえ、あらゆる課題を本質的に解決する理論として、さまざまな分野で注目を集めています。

この理論では、世界をI（私）、We（私たち）、It（身体そのものや、技術論）、Its（制度や政策）という4つの象限に分類します。透析医療に当てはめると、次のようになります。

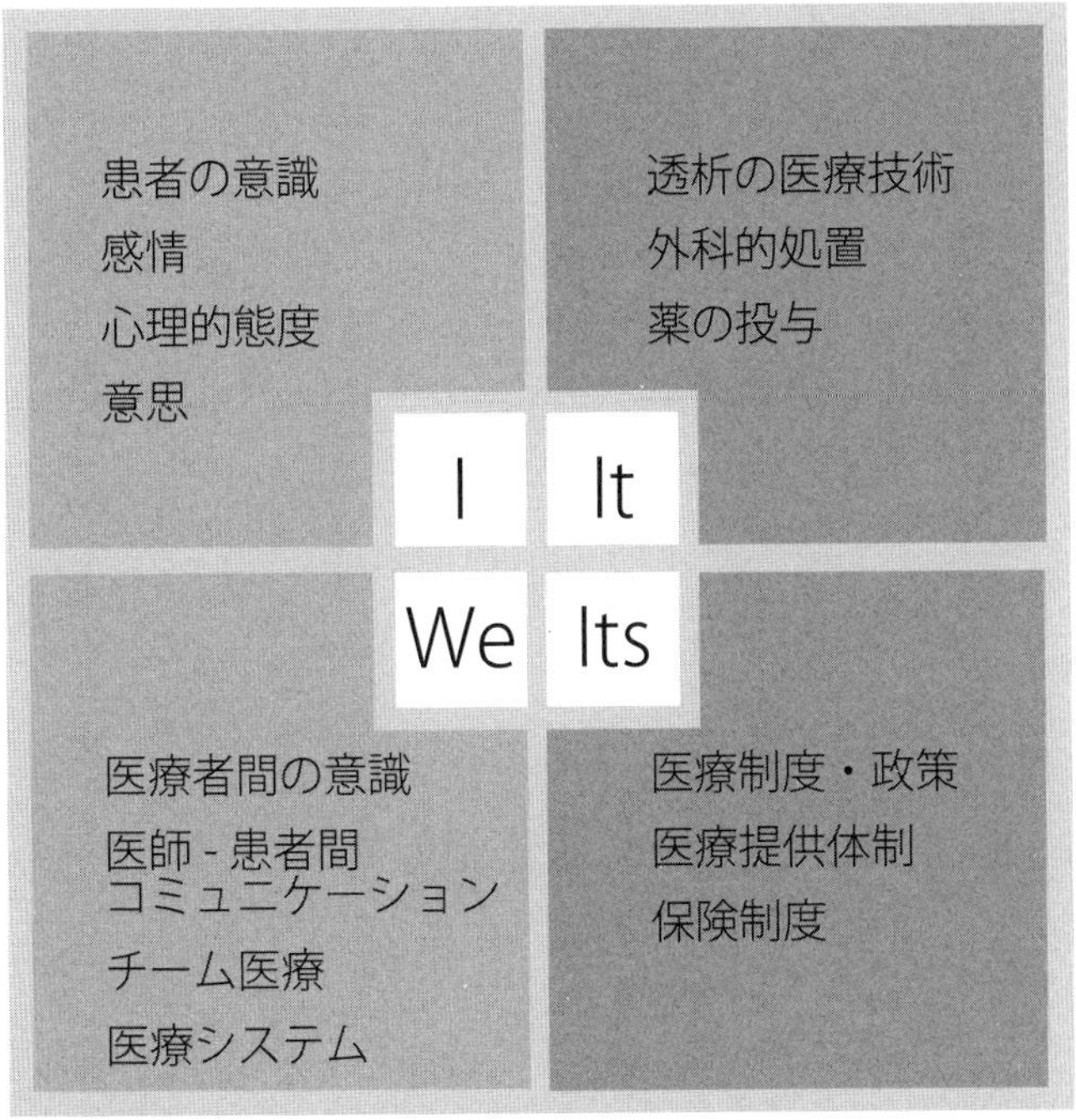
患者の意識
感情
心理的態度
意思
透析の医療技術
外科的処置
薬の投与
I
It
We
Its
医療者間の意識
医師 - 患者間
コミュニケーション
チーム医療
医療システム
医療制度・政策
医療提供体制
保険制度

この図からお分かりいただけるように、医療というのは、医療技術や処置（It）だけでなく、患者の意識や感情（I）、医療システム（We）、医療政策（Its）といったさまざまなものが複雑に絡み合って成り立っている、ということです。そのため、何か1つを変えようと思うのであれば、それに関わるすべてのことにも目を向けなければならないのです。

私たちに必要なのは、良い医療とは何かを考える際、何か1つに着目するのではなく、これら4つのすべてに目を配ることです。問題が生じたときにも、誰が、何か1つが悪いのではなく、これら4つが絡み合っているととらえることが重要です。近年、「患者力」という言葉をメディアで聞くようになりました。これは良い医療を受けるには医療者の質向上だけを期待するのではなく、患者も知識や情報収集力、判断力をつけることが大切、ということを一言で表しています。つまり、患者・医療者の別なく、ともに上の次元へ上がる努力をしていくこと、それが重要なのです。

少し話が難しくなりましたが、私がプロデュースする透析施設もこのケン・ウィルバーの理論を基に、患者と医療者がともに幸せになれる仕組みを、と、考え立ち上げました。透析医療を多方面から見つめ、医療の質も、患者の生活の質も、そして透析施設にとっても望ましい結果を得られるよう考えていることが、お分かりいただけるのではないかと思います。

第5章

「セルフ透析」で健康を手に入れ、人生を長くアクティブに

◇医療に依存しない透析で、健康も人生も自己設計する

2020年の開設以来、SDCは就労と透析の両立をしたい、回数や時間を増やして健康になりたい、時間をもっと有効活用したい、とのニーズをもつ透析患者の間で評判が広がり、利用者が増えています。実際に、透析をしながら働いている2人の患者に、健康状態やライフスタイルへの影響などについてお話しいただきました。

【セルフ透析体験者の声①】

完全隔日を実現。体調の波がなくなり仕事のパフォーマンスが向上――

Aさん（30代　男性）

――セルフ透析を始めたきっかけは？

もともと腹膜透析をしていましたが、血液透析が必要になってきて、しばらく施設で週3回、4時間の透析を受けていたのですが、自分としては在宅血液透析（HHD）を希望

していました。

そのほうが施設に通うよりも時間の融通が利くなど自由度が高いですし、通院の時間もかからずロスがありません。

ですが、ＨＨＤは機器設置で重量やスペースの問題が生じ、水道や電気も工事が必要な場合があり、残念ながら自分も住宅事情により断念せざるを得ませんでした。そのようなとき「いざＨＨＤができる環境が整ったときにすぐに移行できるよう、今からできるところはトレーニングしてみては？」とスタッフに勧められて、自己穿刺を始めたのがきっかけです。

そして「通常の施設透析では、スタッフの配置などの関係でクリニックの予約時間に合わせて通院しなければいけませんが、自分でやるなら枠を外すことができる」と聞いて、やってみようと思いました。

やっていくうちに「穿刺だけではなく、機械の操作や止血などもやってみてはどうか」と提案してもらい、それらもやるようになって、一通り自分でできるようになりました。

――自己穿刺は怖くありませんでしたか？　スムーズにできるようになりましたか？

自分の場合は全然、です。自分で刺すほうがタイミングをコントロールできますので意外に痛くないですね。痛みを感じにくい呼吸法というのもあって、そういう工夫が自分でできるのがいいです。

――機器の組み立てや操作は難しくありませんか？

基本的な操作は、１カ月でできるようになりました。いつも必ず行う操作内容であれば誰でも１カ月あれば、十分マスターできると思います。

片付けとか、器具の清拭なども、自分はＣＡＰＤをしていたためもあるかもしれませんが「自分でやる」ことへの抵抗はありませんでした。新しいことも、頭で覚えるというよりは何度もやって「慣れる」ことのほうが習得には大事だと思います。

――セルフ透析を始めてから、体調はどうですか？

定量的に測れるものではありませんが、実感としてとても良くなりましたね。今は完全隔日で1回4時間程度の透析をしているのですが、週3回、1日4時間の透析をしていた頃は、中2日空くと、月曜日に体がつらいと感じたり、仕事の効率が落ちてしまうこともありました。

その頃は火曜日の午前中、透析へ行く前が一番仕事のパフォーマンスが悪くて、集中力も途切れやすく、調子が悪いなと自覚していたので、優先度の低い仕事を入れたりと調整が必要でした。

今はそのようなパフォーマンスの低下もなく、火曜日の午前中でもハードな打ち合わせを入れることができますし、仕事がしやすくなったと感じています。

——仕事の能率が落ちると、会社の損失にもなりますよね。

そうですね。今思うとやはり、火曜日の午前中だけでなく、その前日の月曜日も使い物になっていなかったな、と。透析回数を増やすことってすごく影響があるんだなと思います。

隔日にして、2日空きがなくなったので、1回あたりに引く量をコントロールしやすいということも、回数を増やして良かったことの一つです。

――SDCではどのように過ごしていますか?

個室ブースを借りて、仕事をしながら透析をしています。以前の施設では透析中、じっと寝ていることしかできず、なんて時間がもったいないんだろうと焦りを感じていました。ここは通信環境が整っていて、パソコンを持ち込んで仕事ができることも魅力で、それがSDCを選んだ大きな理由です。

独立したスペースなので、オンラインリモートでの打ち合わせなど、外部とのやり取りも自由にできますし、自宅やオフィスにいるのとほとんど同じ感覚で過ごすことができるので助かっています。以前の施設で透析していたころと比べ、仕事の生産性が格段に上がったのを実感しています。

――今も顔色よく、透析をしているとは思えないほどですね。

そうなんです! クライアントとお会いしたときに、透析をしていることを気づかせない、ということはすごく大事。クライアントには関係のないことなので。顔色が悪かったりすると余計な気遣いをさせてしまいかねませんし、マイナスの印象になりますよね。隔日でのセルフ透析にして、具合が悪そうに見えていないだろうかと気にしなくてすみますし、そうした対人面でのストレスもなくなりました。

【セルフ透析体験者の声②】

「自分で透析」は人生の成果。合併症の不安をなくし意欲的に生きたい――

Kさん（50代　男性）

――これまでの透析歴について教えてください。

17歳で急速進行性糸球体腎炎と診断され、27歳から血液透析を始めました。その後、仕事が多忙になり施設に通いにくくなったため、30歳で腹膜透析＋週1回血液透析の併用療法に。10年間続けましたが腹膜の透析膜としての寿命がきたため、40歳で再び血液透析に移行し、現在に至っています。

――セルフ透析をしようと思った動機は？

週3日、午後5時～9時の夜間透析を行ってきたのですが、3年ほど前から職場が忙しくなり、時間通りに開始できない日が増えてきたのです。施設スタッフさんはみな良い方ですが、今は働き方改革の影響もあり、夜間の延長勤務が難しい時勢なので、遅刻するとその分、透析時間を短くせざるを得ないんですね。十分な透析ができないと動脈硬化が進んだり水が溜まって心臓に負担が掛かったりし、合併症リスクが上がることを知っていたので、このままではいけないと十分な透析ができる環境を探していたところ、SDCの存在を知りました。

――透析不足が合併症リスクを高めることは以前から知っていたのですね。

実は東京腎臓病協議会という患者会の事務局長を務めており、自分でも腎臓病や透析の勉強をしましたし、医療者を交えての情報交換会や勉強会も行い、新しい知識や情報を得る良い機会になりました。透析は長時間・頻回であるほど体がきれいになり合併症が起こりにくくなることも、ずいぶん前から知っていました。

――これからセルフ透析のトレーニングを受けるそうですが、器械の操作や穿刺を自分ですることに対して、不安は？

器械の扱いは、APD（自動腹膜透析：器械を用いて就寝時間を利用し透析液の交換を自動的に行う透析方法）の経験があるのでそれを活かせるのではと思っています。穿刺も不安がないわけではありませんが、大丈夫、できるんじゃないかなという気持ちのほうが強いです。

何より、50代で働き盛りの自分にとって、自分で透析ができることを知らないでこのまま人生を終えるよりは、自分で透析をやらせてもらえて、より健康になれるほうがずっといいし、新しいことを学べるのも含め「人生の成果」だと思うのです。だから不安よりも期待のほうがずっと大きいです。

――施設、フロアの印象は？

一般的な透析施設とはまったく違いますね。昔、自分が通っていた施設を母が訪れたとき「まぐろの競り場みたい」と言ったことがあったんです。所狭しとベッドが並び、そこに患者が寝ている様子がそう見えたようなんです。仕切りもなく、回診時に人に聞かれたくない病気のことや検査結果が筒抜けになったりするなど、プライバシーもなきに等しい環境でした。

ここはチェア同士の間隔も広いですし、医師との話は別室で行われますし、落ちついて過ごせそうですね。

――透析歴25年とのことで、これまで体調管理で苦労されたことは？

私が腎臓病の診断を受けた1980年代当時は、透析をしても今のように長生きは見込めませんでした。なので病院が一日でも長生きしてほしいからと親身になり、私と両親に食事をはじめとする生活指導をしっかりしてくださったんです。おかげさまでそのときの教えがすっかり身につき、塩分のコントロールをはじめとした自己管理はできているほうだと思いますし、それがつらいと感じることもありませんね。

――医療機関と良い関係が築けていたのですね。

はい。27歳で透析を導入することになったとき、主治医からは「今の透析技術では15、6年生きればいいほうだが、医療はこれからどんどん良くなるから、諦めないで」と励まされました。その言葉通り、器械類の精度が向上し合併症リスクを抑える薬もいろいろと出てきて、透析を受けながら長生きを目指せるようになりました。

もしこうした医療の進歩がなかったら、25年の透析歴のうち後ろの10年はなかったかもしれません。患者会で出会った先輩方のなかには、進歩の恩恵を受けられず早くにお亡くなりになった方も大勢います。それを思えば私は、恵まれていると思うし、今生きていることが奇跡とすら……そう思えば、人生観も変わります。

——人生観が変わるとは？

透析に関していえば、生きられなかったかもしれない10年を今、生きているのだから何でもやろうと。つまり、いい透析をしていい人生を送ろうという気持ちを強く持つようになりました。

透析患者にとって元気で長生きするにはいかに「体をきれいにするか」にかかっていま

す。きれいにして、余分なものを体に溜めないか、健康な人の腎臓に近づけるということですが、それには頻回透析や長時間透析をすることが必要だと思っています。

――施設選びに大切なことは？

日本の大部分の施設では、長時間にはある程度保険点数が加算されますが回数は上限が決められています。でも、医療制度で決められていることなので、施設を批判ばかりしていても仕方ない。自分が受けたい施設を、自分で探し選ぶこともできるわけですし、批判に終始するのではなく提案ができる、賢い患者になることが、結局は自分自身を助けます。つまり医療の質を高め良い医療を受けられるようになる、ということです。

――透析しながら就職し、仕事を続けていますが、透析患者の社会参加についてどう思いますか？

急速進行性糸球体腎炎と診断されたとき、長期入院していた私に主治医は「あなたを社会に送り出すことが自分の使命。透析を導入したとしても社会の一員にならなければ、あなたは生きていくのがつらくなるから」と言ってくださったんです。だからこそ先ほど話したように生活指導も厳しいものがありましたが、とても感謝しています。

また、透析を導入した27歳のときに患者会に入ったのですが、そこでよく言われていたのは「税金を納められる患者になりなさい」ということでした。

ご存知のとおり透析は俗にいうマル長、また都ならマル都と呼ばれる医療費助成が受けられますが、その助成は税金でまかなわれています。その恩恵を受ける一方ではなく、納税をすることで社会の一員である自覚を持てれば、社会のルールを守る意識も芽生える。今ある医療制度に文句を言うのではなく、そのルールを守りながらもより良いものになるよう提案をしていける、そうした行動が起こせることも社会参加の一つだと思います。


――今後の夢は？


老齢の母より先に逝くまい、とは思います。母にも、骨は拾うからと冗談交じりに言っていますが、それが自分にとって最大の幸せですね。

あと、今まで透析と仕事の両立で忙しくしていましたが、50を過ぎて少し余裕が出てきたので、昔取った船舶免許を活かし近郊の海をクルーズしたいですね。
健康不安があると、海上で万一のときすぐ助けが呼べないので、良い健康状態が保てるよう、しっかり透析をしていきたいです。

◇年間672時間が取り戻せる

インタビューに応じてくださったお二方はまさに「現役世代」で、透析と仕事を両立させるだけでなく、仕事のパフォーマンスを最大限に引き出す努力をそれぞれ、していらっしゃいます。

Aさんは完全隔日透析を実現しました。インタビュー中でも語っているように、完全隔日にすることで中2日の空きをなくし、体調が良くなったことを実感しています。ビジネスパーソンにとって、週明けに調子が出ないことは精神的にもかなりのストレスになります。それをAさんは、隔日にすることで解決し、体調が悪いときには入れにくかった難易度や緊急性の高い仕事も、気にせずスケジューリングできるようになりました。

Kさんは、25年のキャリアをもつ、「ベテラン透析患者」です。週3回×1回4時間のスタンダードな透析スケジュールでも、健康状態を良好に保てるよう、水分摂取などの自己管理が徹底しています。しかしそれでも、今の制度では十分な透析量とはいえず、少しずつ毒素が蓄積し、合併症リスクが高まることをご自身で勉強しており、しっかり透析できる場を求め、この施設にアクセスしてくださいました。

このお二方を「有能で仕事をばりばりこなす、一部の透析患者」と例外的に見ないでほしいと思います。透析患者のボリュームゾーンは60〜70代で、第一線からは退き第二、第三の人生をマイペースで歩んでいる人も多いかも知れません。仕事はそれほどばりばりやる必要のない環境にいるかもしれず、自分には関係ない、自分は今のままでも……と思う気持ちにも理解はできますが、私は「しっかり透析」が、ビジネスパーソンだけに有効であるとは決して思いません。誰しも健康でありたいと願い、年齢や透析歴、就労の有無は関係ないはずです。健康であれば、たとえ仕事はしていなくても趣味を充実させるとか、地域の活動に精を出すとか、何でもやりたいことにチャレンジできます。取りたてて今、やりたいことはない、という人でも、元気が出てくれば自然と、いろいろなことに興味が湧いてくるはずです。興味が湧けば、それは行動に現れるものですし、行動すれば、人とのコミュニケーションが生まれます。そうすれば人間関係ができ、自ずと社会に関わることになります。いつも具合が悪く、家に閉じこもってしまい、外出は透析施設との往復だけ……という状況とは180度違ってくるのではないでしょうか。「しっかり透析」をすればそれが叶います。

透析導入のために、自分の人生を諦めてほしくないのです。そのためには「しっかり透析」＝高HDPの透析がそのカギとなります。透析は週3回×1回4時間の枠を取り払い、もっと頻回に、長時間行うことで必ず健康状態は良くなります。

先のインタビューで、AさんはSDCでセルフ透析を行うようになり、完全隔日透析を実現したのに加え、透析中も仕事ができる環境を得ました。このことにより、前の施設では「無駄に思えた」4時間の透析時間も仕事に充て、有効活用できるようになりました。

第4章でも試算しましたが、毎回標準的な4時間と仮定しても、透析を受けている総時間は年間672時間にも及びます。そして、一般的な施設では穿刺など医療スタッフが行うのを待たなければならず、それも時間のロスになります。1回10〜15分程度のことかもしれませんが、毎回となればかなりの時間になるでしょう。

セルフ透析なら、透析開始も自分のペースでできますから、無駄な時間がありません。確かに慣れないうちは手間取って時間がかかってしまう、ということはあるかもしれません。しかしそれも最初のうちだけです。ここでは、一人ひとりの理解度や習熟度に応じて個別のプログラムをカスタマイズし、自宅でも学べるようテキストのほか映像教材も充実しています。

一般的には、やはり自己透析を行う在宅血液透析の導入には3カ月程度の研修が必要といわれています。しかし当施設の場合は、効率よくかつ正確な知識や技術が身につくトレーニング内容を精査し構成していることもあり、患者は平均1カ月程度でマスターし、皆スムーズに回路の組み立てや設定などの準備、穿刺をしています。

そうなればもうこちらのもの。それまで「ただ寝ていただけ」の透析時間の活用範囲が、ぐっと広がります。仕事をしたい人はできるようになりますし、映画を観たい人は無料で観られます。インターネット閲覧やオンラインゲームも、無料Ｗｉ－Ｆｉ完備ですから好きなだけできます。もちろん、ネットを使わず本を持ち込んで読書したり、手芸をしたり、絵を描いたりといった趣味に没頭するのも良いでしょう。おうちにいるのとまったく同じ環境というわけにはいきませんが、それに近い、リラックスできる空間になっていると思います。

また、寝ているのが悪いと言っているのではありません。休みたいときにはゆったりしたリクライニングチェアでゆっくり眠ることができます。

透析時間中にどう過ごすか、その選択肢が広がり自由度が高まれば、施設へ通うのが楽しくなります。「つらい、できれば行きたくない」というネガティブな気持ちがなくなるだけでも、心身のストレスが大きく減るでしょう。それも間違いなく、健康状態を向上させる役に立つはずです。

◇自立が自由を生む

セルフ透析で「自分のことは自分で」できるようになると、自ずと病気や透析について深く知りたくなってくるものですし、知れば健康に良いことをしようという気持ちになり、実行できるようになります。

逆も真なりで、自身の病気や透析について知り、より健康になりたい、より元気になりたい気持ちが強くなれば、一律の透析のやり方ではかなえることが難しく、自分に合った透析時間や回数、設定で行うのが望ましいことに気づきます。

このようなことから、セルフ透析は単に「自立」した透析方法、というだけでなく、透析を通じて健康状態を高めようと自ら考え動けるようになる、もっと広い意味での「自立」を助ける方法である、と私は確信しています。

自立、自立と何度も言われるのは説教じみていて面白くない、と感じる方もいるかもしれません。しかし、自立の先には自由が待っています。ベルトコンベアーにのせられたかのように型通りの対応をされ、時間で管理されるような透析とは真逆の、より楽で、より便利で、より健康になれる透析ができるようになるのです。

自立といっても、すべて自分でやり、問題が起こっても一人で解決しなければならない、と言っているのではありません。医療者のサポートのもと、自分でできることは自分でしましょう、ということであり、決してひとにぎりの人にしかできないような難関レベルを求めているのではないのです。

先のAさんも話していましたが、「覚えるよりも慣れること」であり、ほかの在宅血液透析をしている患者に話を聞いても、慣れてしまえばまるで、歯磨きや洗顔をするのと同じくらい、日常のルーチンとして自然にできるようになる、と多くの人がおっしゃいます。ましてここでのセルフ透析は、医療スタッフが常駐しており、困ったことがあればすぐサポートを求めることができます。先のKさんのように、自分できること＝新しいことを学べるチャンスでもあります。それで自由という大きなメリットが得られるのですから、むしろ一石二鳥、いいことずくめとも考えられるわけです。

そもそもセルフ透析は、在宅血液透析と施設血液透析双方の良さを取り入れた方法ですから、患者にも十二分にその良いとこ取りを味わっていただきたい。自立はそのためのパスポートのようなものです。自分の体のためになることを学んでみようという気持ちがありさえすれば、誰でも手にすることができるのです。

◇「治療の仕方は自分で選べる」という認識をもつ

ご紹介してきた「セルフ透析」の実践施設は、患者のホスピタリティも含め、ストレスなく透析を受けてもらえる施設として、私が25年間、考え抜いてつくった透析医療の一つの理想形です。この施設を通して、透析を受けていても良好な健康状態で、積極的に社会参加したいという患者の願いを叶える選択肢の一つになりたい、と私は切に思います。

そのために重要なのは施設という名の「箱」ではなく、そこに関わる「人」です。働く医療スタッフと、通ってくる患者がともに自立し信頼関係で結ばれて初めて、医療の質が上がるものだと考えます。これはすべての透析施設、透析医療にいえることです。

医療スタッフは医療のことだけ、患者は自分のことだけしか考えない、というのでは良い医療にはなっていきません。患者が自分の病気や透析について勉強していけば、今の日本の透析医療に関わる法律や制度も知ることになるでしょう。

自分だけが楽なように、自分だけが便利なように、との思いだけでは、建設的な意見は出しにくく、大局を動かすことは困難です。でも、医療の現状やとりまく環境を広く知ることができれば、医療者や行政と対等な立場で話し合うなど、ともにより良い透析医療を考え構築していくアクションにつながると思います。

一方、医療機関も患者の思いを知り、命を維持するだけの治療としての透析ではなく、元気で長生きできる透析を行う努力をすることが、必然的に求められる時代になっていくと思います。それは医療機関自身へのメリットにもなり、社会貢献にもなるのです。

透析ありきで振り回されてしまう生活や人生は、その人にとって決して幸せではありません。一生の付き合いになるからといって、何でも透析中心、透析ありき、でいいわけではないのです。

患者が、自分の望む生き方に合わせて、透析をそこに組み入れる、透析を利用する、というのが、あるべき透析治療ではないかと思うのです。

どうか「治療の仕方は自分で選べる」との認識をもって、どんどん情報を取り、望みを叶えてくれる医療機関を探してください。それは間違いなく、自身の良好な健康結果を生み、人生をポジティブに、アクティブに切り拓いていくカギとなるはずです。

おわりに

透析患者にとって、透析医療は人生のプラットフォーム（基盤）の一つです。

一生受け続けなければならないゆえ、ともすると透析を受けることが人生の目的になってしまいがちですが、決してそうではないはずです。

生活を便利にするために、自分に合った高スペックな家電やインターネット回線を選ぶのと同じで、よりよく元気に生きるために、透析医療をうまく「利用する」、自分の生活を向上させ生きやすくさせてくれる医療や施設を「選ぶ」、この感覚がこれからの時代には必要です。

とはいえ、まだ日本の透析施設はほとんどの施設で「週3回×1回4時間」が標準的であるなど、バリエーションが豊富とはいえません。そのなかにあって「セルフ透析」は、アクティブに、元気に社会で活動したい透析患者のニーズに応える新たな選択肢、バリエーションの一つとして誕生しました。

セルフ透析は患者が健康になることを最優先課題・第一の目的として掲げ、今の標準的な透析でその妨げになっている要素を一つひとつ、解決しつくりあげた透析スタイルであり、それは結果的に、施設を営む医療者にとってもビジネスとして成立する形になっています。

患者は合併症リスクが減り、さまざまな体調不良が軽快し、元気で長生きできるようになり、医療者は一人の患者に長く施設に通ってもらえるので安定した収益が得られる、ということです。

そして、合併症予防や治療、その他のトラブルへの対症療法に掛かる医療費を抑えられるのに加え、元気になった透析患者が長く社会で働くことができれば国も経済的メリットが得られます。

セルフ透析は、患者の幸せを第一に考えたものですが、医療者にとっても国にとっても望ましい結果が得られる高次元の透析スタイルであり、ＳＤＣはそれをかなえることのできる施設なのです。

高次元と申しましたが言い換えれば「最適化」でもあります。つまり今の透析医療の歪みをただし、適切な利益を配分するという考え方です。患者には元気で長生きという利益がもっと得られなければならない、とずっと思っていました。

第一章で訪問した大規模病院の話には、実は続きがあります。

施設のひどさに呆然としているところに、遅れていた理事長が到着したとのことで、私は理事長室に通されました。

そこで見たのは……透析室とは別世界の豪華絢爛な部屋の様子。

30畳はあろうかという広々した空間に本革張りの応接セット。サイドボードにはゴルフのコンペなのでしょうか、大小のトロフィーがこれ見よがしに並べられ、ひとめで高価と分かる陶器などの調度品もありました。当時としては珍しく大画面のテレビも鎮座しており、これで野球やサッカーを観ると迫力あるんだよ、と笑っていたのを覚えています。

こんな経営者を相手にするコンサルタントはごめんだ――心底、そう思いました。この苦い経験はしかし、今こうして自分で理想の施設を立ち上げるに至った原点となりましたから、感謝すべきなのかもしれません。

私が実際に経験したこのエピソードは、残念ながら氷山の一角と言わざるを得ません。私がコンサルテーション業務で訪れた200余に及ぶ施設のうち、ここまで極端でないにしろ、透析医療の「古い構造」に甘んじている医療機関の多さに驚くことの連続でした。古い構造とは、端的に言ってしまえば「努力をしなくても患者が集まり、ずっといてくれる」、すなわち競争がなく、市場を意識しないでも成り立つ構造です。今は若干、変わってきているかもしれませんが、私が施設巡りをしていた1990～2000年代は特に、透析は儲かる医療と認識されており、〝錬金術〟の様相を呈していました。今でも、系列の医療施設からの紹介で患者が来ることが多いため、他の診療科と比べれば集患が容易であるといえるでしょう。

そしてほとんどの患者が、ずっと同一の施設で透析を受け続けますから、〝囲い込み〟がしやすいわけです。特段、医療の質やサービスの向上を意識しなくても利益が上がるため、そこへ投資することへの意義が見失われがちになってしまう――私が錬金術と表現する理由が、これで分かっていただけたかと思います。

その結果、患者を集団としてとらえ、一律のルール・やり方で運営することで効率化を図り、それによって利益を生み出すやり方がまかり通ってしまっている。これが今の透析医療の実状です。この構造、やり方のもとでは「例外」が認められず、したがって患者一人ひとりの状態に合わせた透析ができないために、患者に良い健康結果がもたらされないのです。

先の大規模病院は、全国でも透析医療に力を入れていると定評のある有名な施設です。しかしその実態はといえば、系列の医療施設から紹介されてきた患者を、決して快適に過ごせるとはいえない環境で囲い込み、スタッフも黙々と必要最低限のルーチンをこなすだけ、といった様相を呈しています。

透析医療によって得た利益は、どこへ行ったのでしょうか。真実は闇の中ですが、私が通されたきらびやかな理事長室が、それを語ってくれているはずです。

もちろん、すべての透析施設がそうだ、といっているのではありません。近年は少しでも居心地よく快適に透析を受けてほしいと工夫をしている施設も増えているように感じています。

しかし、患者の健康状態の向上を第一に考えるなら、アメニティやサービスの充実も大切ではありますが、透析時間や回数を増やしてHDPを高める、という点に着手しなければ、真に患者への利益の還元、よりよい医療への再投資、にはならない、というのが私の考えです。

ケン・ウィルバーのインテグラル理論に則れば、医療技術、医師――患者間コミュニケーションも含めた医療システム、医療政策、そして患者の意識や感情、これらを網羅的に見直していくことが、透析医療を高い次元へ引き上げ、患者にも医療者にも国にも利益をもたらすものになると信じています。

セルフ透析は今の日本の透析を巡る諸課題を解決に導く「進化型透析」であり、そう遠くない将来、日本のスタンダードになっていくポテンシャルをもったシステムと断言できます。

この本が、一人でも多くの透析患者に自分の将来を、また透析医療に関わるすべての方に透析医療の未来を見つめ直すきっかけになればと思います。

最後までお読みくださり、ありがとうございました。

参考資料（登場順）

1 日本透析医学会「わが国の慢性透析療法の現況」

2 オアシスメディカル「講演ビデオ 2-1」

3 総務省統計局　人口推計（２０１９年10月１日現在）

4 オアシスメディカル「２０１９年フォーラム動画」

5 日本透析医会　雑誌（Vol.30/No.1）２０１５年発行

6 Dialysis & Transplantation/Vol.40/Issue10/p431-433/(Belding H. Scribner MD' Dimitrios G. Oreopoulos MD）２０１１年10月17日発行

7 日本透析医会　雑誌（Vol.35/No.2/P.381）２０２０年８月発行

8 日本人工臓器学会「人工臓器」（46巻１号）２０１７年発行

9 Patient and technique survival among a Canadian multicenter nocturnal home hemodialysis cohort/Clin J Am Soc Nephrol/ 2010 Oct 5 (10); 1815-1820 (Pauly RP, Maximova K, Coppens J, et al.)
２０１０年７月発行

10 オアシスメディカル「ニューズレター34号」

11 MediPress透析

12 日本透析医会「２０１６年度血液透析患者実態調査報告書」

13 Mastrangelo F, Alfonso L, Patruno P, et al. Nephrol Dial Transplant 1998;13(Suppl.6):139-147

14 オアシスメディカル「ニューズレター47号」

櫻堂 渉（さくらどう・わたる）

医療経営戦略、経営改善、ヘルスケア・マネジメントのエキスパート。

株式会社システム総合研究所（病院システム開発研究所）で事業統括部長を務め、基幹病院の基本構想、システム設計、経営改善業務を手掛ける。

外資系企業において透析施設コンサルティング部門を設立。

2001年、医療経営戦略研究所を立ち上げる。透析医療施設の戦略立案、建築デザイン、経営改善業務などを手掛ける。

2003年、透析施設専門サイトを開設（透析検索.com）。

2006年、病院マネジメントを請け負うalba lab株式会社を設立。

2008年、当時日本初となるオールチェア式の透析施設「田端駅前クリニック」を開設。

2015年、夜間透析を専門に行う「東京新橋透析クリニック」を開設。

2020年8月、日本初のセルフ透析施設「Self care Dialysis Center (SDC)」を開設。

慶應義塾大学大学院経営管理研究科（MBA）経営学修士、元日本大学大学院グローバルビジネス研究科医療戦略担当非常勤講師、日本薬科大学客員教授。

本書についての
ご意見・ご感想はコチラ

生命予後が劇的に改善する
セルフ透析

2021年7月28日　第1刷発行

著　者　　櫻堂 渉
発行人　　久保田貴幸

発行元　　株式会社 幻冬舎メディアコンサルティング
〒151-0051　東京都渋谷区千駄ヶ谷4-9-7
電話　03-5411-6440（編集）

発売元　　株式会社 幻冬舎
〒151-0051　東京都渋谷区千駄ヶ谷4-9-7
電話　03-5411-6222（営業）

印刷・製本　瞬報社写真印刷株式会社
装　丁　　山科友佳莉

検印廃止

Printed in Japan
ISBN 978-4-344-93423-8 C0047
幻冬舎メディアコンサルティングHP
http://www.gentosha-mc.com/